Klaus Koeppe

Die mentale Hausapotheke

Seelische Ursachen und Bedeutungen von Krankheiten

2. Auflage 2016

Inhalt:

Vorwort

Dieses kleine Buch ist als mentale Hausapotheke gedacht – mehr soll es nicht leisten. Ich wende mich an Menschen, die sich bereits mit diesem Ansatz und dem Thema beschäftigt haben. Ich erhebe weder einen Anspruch auf Wissenschaftlichkeit noch auf Vollständigkeit. Vorab möchte ich auf die bereits vorliegenden Klassiker zum Thema des symbolischen Verständnisses von Krankheitsbildern verweisen, auf die beiden Autoren, von denen auch ich Grundlegendes gelernt habe: Louise L. Hay („Gesundheit für Körper und Seele") und Rüdiger Dahlke („Krankheit als Sprache der Seele"). Ich will das Rad nicht neu erfinden, darum beschränke ich mich in diesem kleinen Buch auf Informationen und Deutungen, die mir bei Louise Hay zu kurz und bei Rüdiger Dahlke zu ausführlich geraten erscheinen. Ich verstehe meinen Beitrag als Ergänzung zu beiden Büchern und Autoren, nicht aber als Alternative.

Ganz besonders habe ich dieses Büchlein für all jene geschrieben, die sich mir in meinen Seminaren anvertraut haben und nun weiter an sich arbeiten möchten. Nicht immer konnte ich auf jeden einzelnen eingehen und ich hoffe, mit dem vorliegenden Text dem einen oder anderen eine gute Möglichkeit zur heilenden Weiterarbeit an die Hand zu geben.

Es gibt kein Literaturverzeichnis, da ich selbst nur die beiden erwähnten theoretischen Grundlagen benutzt habe. Alles andere Wissen ist mir in meiner Arbeit mit den Menschen und mir selbst zugewachsen.

Ein wichtiges Ziel dieses Büchleins ist es, dich liebe Leserin, liebe Leser, anzuregen, das Prinzipielle zu erkennen, zu fühlen und schließlich das Wissen in dir selbst zu entdecken.

Alles, was ich hier niederlege, ist entweder in irgendeiner

Weise wahr und gehört damit zum Urwissen eines jeden Menschen. Oder es ist Unsinn.

Ich glaube natürlich, dass es wahr ist und dass diese Wahrheit in jedem von uns wohnt, weil wir ja alle davon betroffen sind. So, wie der Fakt, dass wir Beine haben, belegt, dass wir laufen können, so glaube ich auch, dass der Fakt, dass wir krank werden belegt, dass Krankheit einen Sinn hat und wir alle uns heilen können, wenn wir das wollen.

Vertraue darauf, dass du alles weißt, was du wissen willst. Der Zusammenhang von Krankheit und seelischen Problemen ist in dir, in einem jeden von uns. Er wirkt unabhängig davon, ob wir daran glauben oder nicht. Doch wenn du dich dafür öffnest, beginnt dieses Wissen zu wachsen – erst durch Bücher, dann durch Erfahrung und schließlich aus dir selbst heraus! Du wirst es sehen. Doch zuvor solltest du dich einlassen und das Wissen ausprobieren. Es gibt nur eine einzige Voraussetzung für jeden von uns für diesen Entdeckungsweg:

Radikale Ehrlichkeit sich selbst gegenüber!

„Der Körper kann nicht heilen, weil er sich nicht selbst krank machen kann. Er braucht keine Heilung. Seine Gesundheit oder Krankheit hängt völlig davon ab, wie der Geist ihn wahrnimmt, und von dem Zweck, für den der Geist ihn nutzt"
„Ein Kurs in Wundern"

Geist dominiert Materie

Wir leben in einer Welt, in welcher ein tiefgreifender Vulgärmaterialismus das Weltbild der allermeisten Menschen bestimmt. Selbst religiöse Menschen, die an einen Gott und ein Leben nach dem Tod glauben, lassen ihr Alltagsbewusstsein zumeist durch einen praktischen Materialismus bestimmen. Die Dinge dominieren uns faktisch. Das hat nach meiner Erfahrung dazu geführt, dass erschreckend viele Menschen den inneren Bezug zu den eigenen Gefühlen verloren haben. Sie glauben eher jeder dahergelaufenen Studie als ihren eigenen Gefühlen und Stimmungen. Der Schulmediziner ist zu einem Ersatzgott aufgestiegen: von der Medizin werden immer neue Wunder erwartet. Auf der seelischen Ebene ist der Psychotherapeut zum Ersatzfreund geworden. Die Bereitschaft, sich selbst abhängig vom Wissen und von der Meinung anderer, so genannter Fachleute, zu machen, ist enorm. Im Zuge dieser Entwicklung ist viel natürliches, ursprüngliches Wissen verloren gegangen.

Die moderne Naturwissenschaft prägt fast ausschließlich das Weltbild und vor allem das Welt- und Selbstempfinden der meisten Menschen in unserem westlichen Kulturkreis.
Im Zuge dieser Entwicklung ist auch Krankheit zu einem biochemischen Zwischenfall geworden, an dem der Einzelne gleichsam nur noch als Opfer beteiligt ist. Der Chirurg oder die im Medikament wirkende Chemie wird es richten. Krankheit ist zum „Schicksalsschlag" geworden, zum Geheimnis, das nur der Arzt und Fachmann verstehen und verändern kann. Weil er die Materie studiert hat und sich besser auskennt als der Betroffene.
Als unreflektierte Basis liegt dieser Einstellung unterbewusst die Überzeugung zugrunde: Die Materie dominiert unser Leben und unseren Körper.

Ich halte diese Grundannahme für falsch und irreführend.

Alle meine Erfahrungen und mein ganzes Wissen basieren auf der Überzeugung: **Geist dominiert die Materie**.
Ich teile nicht das von der Naturwissenschaft geprägte moderne vulgärmaterialistische Weltbild. Wenn ich hier von „Geist" rede, so meine ich nicht den menschlichen Intellekt (auch wenn er Teil des Geistes ist). Vielmehr fasse ich mit dem Begriff „Geist" alle Energien zusammen, die unser Dasein bestimmen: Gedanken, Gefühle – hier vor allem unsere Ängste und Bedürfnisse -, Stimmungen, Vorstellungen, Einstellungen, mentale und psychische „Programme", denen wir tagtäglich folgen; ebenso spirituelle Energien und solche, für die wir keinen Namen haben, weil wir sie noch nicht kennen oder deren Existenz verdrängen oder verleugnen.

Für dich, liebe Leserin und lieber Leser, mag es vielleicht ungewohnt klingen, wenn ich Gefühle als Seinsweisen des Geistes betrachte. Doch jeder von uns hat erfahren, dass starke Gefühle sofort Auswirkungen auf unseren Körper haben, wie z.B. Angstschweiß, der rote Kopf, Zittern usw. Die Gefühle selbst sind nichtmaterielle Wirklichkeiten, die andauernd, ohne Pause, unseren Körper beeinflussen und lenken.

Die Umwelt suggeriert uns, dass die Materie und deren Gesetzmäßigkeiten ohne Unterlass auf uns einwirken und auch unsere Krankheiten erschaffen. Vielleicht hast du auch bisher immer auf die vielen Studien gehört, die genetische Zusammenhänge für die Krankheiten der Menschen verantwortlich machen. Ernährung, Umwelteinflüsse und Gene – das sind die beliebtesten äußeren Einflüsse, auf die sich die meisten Menschen stützen. Falls du bisher auch so geglaubt hast, wird dieses Buch schwer für dich zu verstehen sein. Denn ich glaube das nicht und gehe davon aus, dass jeder Mensch die eigenen Krankheiten und die eigene Gesundheit selbst erschafft. **Geist dominiert Materie** – das ist die philosophische Grundannahme, von der ich ausgehe. Also prägt auch unser Geist die Umwelt, die Einflüsse, die wir zulassen und schließlich sogar unsere Gene.

Um etwas Wesentliches über das Leben zu erfahren, sollten wir also nicht die Materie, sondern den Geist und seine Gesetze studieren. Genau davon handelt dieses Buch, das du in der Hand hältst. Erst die Erkenntnis der geistigen Wirklichkeit ermöglicht uns die Wiedergewinnung von altem Wissen, das in uns selbst schlummert und darauf wartet, ins Licht unseres Bewusstseins zu treten.

Der Inhalt dieses Buches wird sich dir nur erschließen, wenn du diese Grundaussage wenigstens für möglich hältst: Geist dominiert die Materie, also auch unseren Körper.

Selbstverantwortung für Krankheit und Gesundheit

Ich vertrete und begründe hier die Auffassung, dass jeder Mensch für seine eigene Krankheit und Gesundheit selbst verantwortlich ist. Und zwar ohne Ausnahme. Wir selbst erschaffen uns unsere Krankheiten und wir selbst sind es auch, die uns heilen. Ärzte unterstützen unsere Heilung, aber wir selbst sind es, die sich heilen.

Ja, du hast richtig gelesen: Ich behaupte, dass jeder Mensch sich selbst seine Krankheiten erschafft, auch der Krebskranke, auch der MS-Kranke, selbst der Unfallkranke. Vielleicht stößt du dich jetzt an dieser Aussage, auch an dem absoluten Charakter, mit dem ich sie dir präsentiere.

Was dich jetzt vielleicht aufregt, ist eine mögliche Verwechslung von Verantwortung und Schuld. Ich erlebe es immer wieder, dass Menschen mir unterstellen, ich würde behaupten, dass jeder selbst Schuld sei an seiner Krankheit. Schuld ist ein Urteilsspruch, eine Verurteilung. Doch ich urteile hier nicht und schon gar nicht verurteile ich irgendjemanden. Für mich ist das ganze Problemfeld Krankheit – Gesundheit nichts Moralisches. Es geht nicht um Schuld oder Schuldzuweisung. Vielmehr geht es um das Verstehen des Erschaffens von Krankheit und Heilung.

Verantwortung ist etwas grundsätzlich Anderes als Schuld. Verantwortung hat mit Macht zu tun und bedeutet: Ich selbst bin die Ursache für ein Geschehen – ganz unabhängig von einer moralischen Bewertung. Ver-ANTWORT-ung meint: Ich selbst bin die Antwort auf das, was geschehen ist oder geschieht. Die Antwort ist in mir und nicht außerhalb von mir. Die Antwort ist deshalb in mir, weil ich es selbst erschaffen habe bzw. am Erschaffen maßgeblich beteiligt war.
Wenn du weiterhin gerne Opfer deiner Krankheit sein möchtest, dann ist dieses Buch nicht für dich geeignet. Lege es besser weg.

Ziel dieses Buches ist es, dich anzuregen und zu unterstützen, dich selbst zu heilen.

Aufbau der menschlichen Persönlichkeit

Zum Verständnis der Wirkweise geistiger Kräfte auf den Körper skizziere ich im Folgenden kurz den Aufbau der menschlichen Persönlichkeit. Ich beschränke mich dabei auf die grundlegenden Elemente. Auch hier erhebe ich keinen Anspruch auf Vollständigkeit. Für ein ausführliches Bild der menschlichen Persönlichkeit verweise ich auf mein Buch „Traumwissen".

Ganz grob gesehen ist unsere innere, unsichtbare, geistig-emotionale Persönlichkeit ähnlich dreigeteilt wie der Körper. Auf der Körperebene finden wir beim bloßen Hinsehen drei verschiedene „Etagen": den Kopf ganz oben, den Rumpf inklusive der Arme und die Beine. Du kannst dir bildhaft vorstellen, dass etwa im gleichen Größenverhältnis drei innere „Instanzen" bestehen: das Bewusstsein – entspricht dem Kopf; das Unterbewusstsein – entspricht dem Rumpf; und das Unbewusste – entspricht den Beinen.

a. Das Bewusstsein

Ausgehend von dem Vergleich mit dem Körper ist das Bewusstsein die kleinste „Instanz" unserer Persönlichkeit. Das muss dem Alltagsbewusstsein merkwürdig erscheinen. Denn unsere gesamte moderne Welt ist durch das Bewusstsein geprägt. Die moderne Technik ist ein Ergebnis des menschlichen Bewusstseins, ebenso die Errungenschaften der Naturwissenschaften. Wenn wir heute ganz selbstverständlich elektrischen Strom nutzen, mit dem Handy telefonieren, Autos fahren, Computer nutzen, im Internet surfen, mit dem Flugzeug fliegen, Gene manipulieren, alle möglichen Maschinen verwenden – so sind das alles Ergebnisse des Bewusstseins. Obwohl also die Ergebnisse des menschlichen Bewusstseins so enorm gravierend, dominant und prägend für unser Leben sind, ist das Bewusstsein selbst dennoch der kleinste Teil unserer Gesamtpersönlichkeit. Das Bewusstsein hat nicht wirklich die Macht, die wir ihm vielleicht geneigt sind, zuzusprechen. Es ist nur ein ausführendes Organ. Die wesentlichen Impulse kommen aus dem Unterbewusstsein und tiefer noch aus dem Unbewussten.

Typische Funktionen des Bewusstseins sind: Rationalisieren, Analysieren, Abstrahieren, Organisieren, Rechnen, Vergleichen, Kontrollieren, Orientieren, Verallgemeinern, Regeln einhalten und umsetzen, Gesetzmäßigkeiten erkennen usw.

Das Bewusstsein ist unser „Fenster zur Welt", es hat die Aufgabe, uns auf die Außenwelt hin zu vermitteln und uns in unserem Umfeld lebensfähig zu erhalten, Anpassung zu ermöglichen und im weitesten Sinne unsere Sicherheit in der Welt zu organisieren.

Aufgrund dieser Funktion ist das Bewusstsein nach außen orientiert und kann nicht bzw. nur auf Umwegen nach „innen" schauen. Auf der Körperebene können die Augen das verdeutlichen. Unsere Augen schauen immer nur in einem eingeschränkten Winkel nach außen, niemals nach innen oder hinten. Von vergleichbarer Art ist auch das menschliche Bewusstsein. Deshalb brauchen wir Menschen immer einen anderen Menschen, ein Du, um uns selber zu erkennen. Dem menschlichen Bewusstsein ist Selbsterkenntnis ohne andere Menschen unmöglich.

Obwohl das Bewusstsein natürlich immer auf eine bestimmte, selbst nicht bewusste Weise mit dem Unterbewusstsein verbunden ist, gibt es eine Art Filter zwischen Bewusstsein und Unterbewusstsein. Dieser Filter verhindert das Hochsteigen von unerwünschten Informationen und koordiniert den

Informationsfluss zwischen Bewusstsein und Unterbewusstsein. Im Alltag ist dieser Filter leicht zu manipulieren, z.B. durch Alkohol, Drogen, Fieber, Schlafentzug etc. Der Volksmund sagt, Kinder und Betrunkene sagen die Wahrheit: das Kind hat noch keine ausgereiften Filter und der Betrunkene hat sie durch den Alkohol durchlässig gemacht. Das Verhalten, das ein Mensch im betrunkenen Zustand zeigt, drückt seinen „wahren" Charakter aus, nicht jenes, das er im bewussten und wachen Zustand zeigt. Das Bewusstsein zeigt uns und anderen nicht immer unser „wahres" Ich, sondern eine kontrollierte und manipulierte Variante davon.

Aufgrund dieser Filter, die von Mensch zu Mensch und von Kultur zu Kultur unterschiedlich sind, dauern zum Beispiel psychotherapeutische Heilungsprozesse so lange – im Durchschnitt 2 Jahre! Denn mit Hilfe dieser Filter steuern wir auch unsere Verdrängung.

b. Das Unterbewusstsein

Im Unterbewusstsein befinden sich unsere mentalen und psychischen „Programme", nach denen wir „funktionieren". Hier ist gleichsam die „Software" abgelegt, die allerdings durchweg hoch emotional ist. Das Bewusstsein kann unter diesem Aspekt als jene Instanz verstanden werden, welche die im Unterbewussten gespeicherten Programme ausführt – ohne sich darüber selbst bewusst zu sein.

Wenn ich hier von „Programmen" und „Software" spreche, leiste ich dem Missverständnis Vorschub, es würde sich hierbei gleichsam um neutrale Inhalte handeln. Ganz im Gegenteil: alle Inhalte des Unterbewusstseins sind hoch emotional. Es gibt im engeren Sinne keine Rationalität im Unterbewusstsein. Diese riesige Instanz unserer menschlichen Persönlichkeit ist durch und durch emotional.

Zu den allerwichtigsten **Programmen,** nach denen wir funktionieren, gehören die in der Kindheit verinnerlichten und gespeicherten **Werte und Normen**, aus denen sich das Gewissen formt. Das **Gewissen** selbst ist nichts Religiöses oder Übersinnliches, sondern jener Sensus in uns, der darüber wacht, dass wir nicht die Zugehörigkeit zu den Menschen verlieren, die uns am wichtigsten sind. Werte und Normen programmieren die Autoritäten – zuerst in unserer Kindheit - in unser Unterbewusstsein. Indem das Gewissen darüber wacht, dass wir nicht gegen diese Normen und Werte verstoßen, ermöglicht es uns den Bestand der Bindung zu den Menschen oder Gruppen, deren Anerkennung und Zugehörigkeit uns lebenswichtig erscheint. Gegen das eigene Gewissen zu verstoßen kann als Selbstbestrafung bis zum selbst erschaffenen Tod führen. Immer derjenige Mensch oder diejenige Gruppe, zu dem/der wir die stärkste innere Bindung haben, kann unser Gewissen, also unsere Werte und Normen, bestimmen, beeinflussen und verändern – ein Leben lang. Ein gutes Beispiel sind hier Sekten und religiöse Bekehrungen von Menschen. Erwachsene Menschen können plötzlich ihre Werte und Normen im Unterbewusstsein verändern und damit ihr Gewissen neu programmieren – immer nur durch starke Bindung an Menschen. In Deutschland sind humanistisch gebildete Intellektuelle zu Anhängern des Rassenwahns und sogar zu Massenmördern geworden – für den „Führer". Derzeit erleben wir eine nicht abreißende Welle von islamischen Selbstmordattentaten. Die Welt liefert viel Anschauungsmaterial für die Funktion des Unterbewusstseins.

Weiter finden wir im Unterbewusstsein wichtige **Ängste und Bedürfnisse**, die zusammen wesentlich unseren Charakter und unsere Persönlichkeit ausmachen.
Zu den prägenden Inhalten des Unterbewusstseins zählen auch unsere Erfahrungen und Erlebnisse, die hier abgespeichert sind. Ebenso unsere Vorurteile, sowohl die von anderen übernommenen als auch die aus eigener Erfahrung abgeleiteten.
Unsere Erwartungen sind zumeist ebenso unterbewusst. Wir können das daran ersehen, dass die allermeisten Erwartungen uns erst bewusst werden, wenn sie nicht erfüllt werden (Ent-Täuschung) und wir feststellen müssen, dass wir uns mit unseren unterbewussten Erwartungen selbst getäuscht haben.

Ein ganz wichtiger Teil des Unterbewusstseins ist unser **Weltbild**. Wir Menschen akzeptieren die Welt so, wie sie uns dargeboten wird. Als Kinder übernehmen wir unreflektiert das Weltbild unserer Eltern und als Erwachsene geben wir jenem Weltbild den Zuschlag, das uns das größtmögliche Gefühl von Sicherheit verheißt. Gerade weil das Weltbild eine solch überragende emotionale Bedeutung hat, sind ihm Millionen und Abermillionen von Menschen zum Opfer gefallen. Seit den Kreuzzügen der katholischen Kirche im Mittelalter sind in unseren Kulturkreis die schlimmsten Kriege immer aufgrund von Weltbildern geführt worden. Und auch ohne Krieg wurden und werden Menschen noch heute ermordet, wenn sie ein bestimmtes, dominierendes Weltbild nicht teilen.

Über das Weltbild wird im Unterbewusstsein die unterste mentale Sicherheit realisiert. Wird das Weltbild erschüttert – das ja immer auch Werte und Normen und die Gewissensbindung enthält – steht ALLES auf dem Spiel, das gesamte mentale und vor allem emotionale Sicherheitsgebäude des Individuums.

Allein die Möglichkeit der Veränderung des Weltbildes zeigt, dass es sich bei allen Inhalten des Unterbewusstseins um **subjektive** Programme handelt, also um **GLAUBEN**.

Wer immer sich tiefer und grundlegender mit dem Unterbewusstsein beschäftigt, wird feststellen müssen, dass unsere Sicht der Welt und damit unser gesamtes Leben auf Glauben beruht: auf Überzeugungen, die wir angenommen und verinnerlicht haben. Die scheinbare Objektivität unseres Welt- und Selbsterlebens wird durch diese Erkenntnis oft dramatisch erschüttert, weil durch diese Einsicht vermeintliche Sicherheit verloren geht. Die schlimmsten Kriege wurden in der Menschheitsgeschichte zur Verteidigung und Aufrechterhaltung von Weltbildern geführt. Tausende und Abertausende musste sterben, weil sie an etablierten Dogmen der Weltauslegung gerüttelt haben. So stark sind unsere Weltbilder emotional besetzt.

Zusammenfassend nenne ich die wirksamsten und stärksten Programme und Kräfte des Unterbewusstseins **GLAUBENSSÄTZE**. Hier wohnt unser Selbst- und Weltkonzept. Das wirkt als „Betriebsprogramm" – analog der

Software eines Computers - auf alle anderen Instanzen unserer Persönlichkeit.

Im Unterbewusstsein ist unser Selbstkonzept abgelegt, also das, was wir über uns selbst wirklich glauben, über unseren Wert oder Unwert, über unsere Chancen, Fehler und Mängel. Diese Glaubenssätze prägen unser Denken, Fühlen, Handeln und natürlich als Ergebnis unsere alltäglichen Erfahrungen. Wir selbst erschaffen aktiv, aber nicht bewusst, unsere eigenen Erfahrungen. Wir erschaffen uns die Welt so, wie wir glauben, dass sie ist.

Das Unterbewusstsein ist nur in seiner Struktur vorgegeben, dem Inhalt nach ist es individuell und deshalb abhängig von der Sozialisation des einzelnen Menschen.

Das heißt: Alle Menschen haben Werte und Normen; alle Menschen haben deshalb auch ein Gewissen, doch es ist völlig unterschiedlich, oft sogar völlig konträr mit Inhalten gefüllt. Was für den einen ein Wert sein mag, kann für den anderen verabscheuungswürdig sein. Auch in einem Menschen können vollkommen gegensätzliche Werte zur selben Zeit mit und nebeneinander existieren, wie zum Beispiel beim tief katholischen Mafiapaten, der als Beruf mordet, aber brav sein Avemaria aufsagt und sonntags mit der Familie in die Kirche beten geht.

Das Unterbewusstsein ist zu weiten Teilen durch Sprache konstituiert und deshalb auch durch Sprache zu beeinflussen. Die Struktur des Unterbewusstseins ist gegeben, die Inhalte sind geworden und dynamisch.

c. Das Unbewusste (Urtümliche)

Die „unterste" Instanz in dem von mir benutzten Bild stellt das Unbewusste dar, das ich lieber das „Urtümliche" nenne (siehe mein Buch „Traumwissen"). Wie der Begriff bereits aussagt, handelt es sich um einen Bereich, der dem Bewusstsein direkt nicht zugänglich ist. Die Inhalte des Unbewussten/Urtümlichen sind nach meinem Wissensstand nur durch drei indirekte Zugänge möglich: durch den Traum und seine Deutung, durch Krankheit und deren symbolisches Verständnis und durch Hypnose.

Zu den wichtigsten Kräften des Unbewussten/Urtümlichen gehören unsere **Triebe.** Das sind im Wesentlichen: Selbsterhaltungstrieb, Aggression, Sexualität, ein triebhaftes Bedürfnis nach Liebe und Geborgenheit sowie der Todestrieb.
Triebe sind potenzielle natürliche Urkräfte, schlafenden Vulkanen gleich, die hauptsächlich dann zum Ausbruch kommen, wenn eine Situation dies fordert und provoziert.
Solange wir ausreichend zu essen und zu trinken haben, eine schöne Wohnung und genügend Geld, wird unser Selbsterhaltungstrieb kaum aktiv. Geraten wir aber in eine Situation der Bedrohung – Krieg, Gefahr für Leib und Leben -, so springt dieser Trieb an und wir können ungeahnte Kräfte entwickeln.
Umgekehrt verhält es sich mit dem Todestrieb: Er springt an, wenn wir verzweifelt, deprimiert oder sehr traurig sind. Der Tod ist für uns Menschen immer die letzte aller möglichen Problemlösungen. Wenn ein Problem so massiv und bedrohlich für uns wird, dass wir keinen anderen Ausweg mehr sehen, gibt uns der Todestrieb die Kraft und Energie, uns selbst zu töten, entweder bewusst durch einen entschiedenen Selbstmord oder unbewusst durch eine tödliche Krankheit oder einen tödlichen Unfall.

Im Unbewussten/Urtümlichen sind auch unsere **frühesten Kindheitserfahrungen** abgespeichert. Dazu gehören auch emotionale Eindrücke und Erinnerungen aus der Schwangerschaft. Als Embryo wissen wir auf eine emotionale, intuitive Weise, wie unsere Mutter zu uns steht, ob wir gewünscht sind oder nicht, ob sich unsere Mutter auf uns freut oder uns als Belastung erlebt...

Noch tiefer im Unbewussten/Urtümlichen sind **Erinnerungen und Erfahrungen aus früheren Leben** abgelegt. Diese sind meist so tief verborgen, dass die wenigsten Menschen jemals damit bewusst in Berührung kommen. Zumeist zeigen sich vage Ausläufer dieser abgespeicherten Informationen in der zweiten Lebenshälfte durch Affinitäten zu bestimmten Ländern, Kulturen, Sprachen, Rassen, Landschaften....

Das Unbewusste/Urtümliche stellt gegenüber dem Unterbewusstsein eine eigene Wirklichkeit dar. Zu dieser Besonderheit zählt nicht nur, dass das Unbewusste durch die Triebe stark von natürlichen Urkräften geprägt ist, sondern auch, dass es eine eigene Sprache hat: die Bilder und Symbole. Während das Unterbewusstsein stark durch Wortsprache konstituiert ist, fehlt diese im Unbewussten/Urtümlichen.

Die Macht des Erschaffens

Unter- und Unbewusstsein zusammen sind ständig am Erschaffen von Erfahrungen – ohne, dass wir in der Regel eine bewusste Wahrnehmung davon haben. Dieses Erschaffen vollzieht sich auf verschiedenen Ebenen und mit Hilfe verschiedener Energiekanäle.

Ein Dienstleister dieser beiden Instanzen ist das Bewusstsein, unser bewusstes Ich. Mit unserem Verstand setzen wir das um, was im Unterbewusstsein und im Unbewussten gespeichert ist und verwirklicht werden will. Mit Hilfe unseres Bewusstseins erschaffen wir uns Macht, Sicherheit, Ansehen, Status, Anerkennung usw. Alle diese Bedürfnisse sind selbst nicht Teil des Bewusstseins, sondern tieferer Schichten. *Unser Bewusstsein ist ein ausführendes Organ.* Unsere westliche Welt ist dafür ein einleuchtendes Beispiel: unsere Zivilisation ist zutiefst „verkopft", das heißt: sehr reflektiert, sehr bewusst, sehr abstrakt. Der Rest der Welt ist bedeutend emotionaler und viel weniger abstrakt und kühl. Deshalb ist es nur der westlichen Welt gelungen, eine enorme Technik hervorzubringen – als Ergebnis intensiver naturwissenschaftlicher Forschung – mit dem einen Ziel: die Natur immer besser und immer mehr zu beherrschen. Der Motor der westeuropäischen Zivilisation (inklusive USA) ist ein gigantischer Allmachtwahn, eine sagenhafte Ego-getriebene Emotionsmaschine, die den Beteiligten in keiner Weise bewusst ist. Wir haben eine hochemotionale Dynamik des „Höher – schneller – weiter" erschaffen, deren eigenes Opfer wir geworden sind. Unsere ganze Menschenwelt, unsere Gesellschaft, in der wir leben und unter der inzwischen viele leiden – alles ist selbst erschaffen - Menschenwerk. Das Bewusstsein hat ausgeführt, was im Innern programmiert wurde. Wir tun täglich bewusst viele Dinge, von denen wir ganz genau wissen, dass sie uns schädigen und auf Dauer nicht dem Leben dienen. Aber der Druck von innen ist zu groß, um es zu lassen oder das Handeln dauerhaft zu verändern. So erschaffen wir – trotz besserer Einsicht - mit Hilfe des Bewusstseins.

Ein anderes Erschaffen vollzieht sich vollkommen unbewusst. Es ist gesteuert von unseren unbewussten Programmen, unseren Glaubenssätzen, Einstellungen und Gefühlen. Dieses Erschaffen vollzieht sich ausschließlich auf einer

Energieebene, die auf Anziehung und Abstoßung aufbaut. Positive Gedanken und Gefühle ziehen hier ebensolche Erfahrungen an. Negative Gedanken und Gefühle ziehen negative Erfahrungen an. Dieses unbewusste Erschaffen wird von den meisten Menschen nicht erkannt oder sogar verleugnet und heißt dann: Zufall. Mit diesem Wort entziehen sich Menschen ihrer Selbstverantwortung für ihre Erfahrungen, für ihr Leben – und eben auch für ihre Krankheiten und ihre Gesundheit. Dieser Wirkzusammenhang wurde von anderen ausführlich erläutert, ich verweise hier nur darauf.

Die Macht der Verdrängung

Es gehört zu den Eigenarten menschlichen Daseins, dass wir unangenehme Gefühle, Gedanken, Erfahrungen, Probleme und Erinnerung verdrängen. Wir drängen sie aus unserem Bewusstsein heraus und in die Tiefen unserer inneren Persönlichkeit hinunter.

Prinzipiell können wir in jede Schicht unserer Persönlichkeit verdrängen. Manche verdrängten Inhalte liegen gleich unter der Oberfläche des Bewusstseins (z.B. kurzzeitiges Vergessen, Verlegen von Dingen etc.). Wie tief ein Inhalt vor dem Bewusstsein „versteckt" wird – denn das ist der Sinn von Verdrängung – hängt ganz individuell von der empfundenen Gefahr oder dem Unwohlsein ab, der dem verdrängten Inhalt zugerechnet wird. Indem wir scheinbar gefährliche Gefühle, Gedanken, Wünsche und Probleme vor unserem Bewusstsein verstecken, halten wir uns handlungsfähig. Die Energien des Bewusstseins stehen dem alltäglichen Lebenskampf zur Verfügung und wir fühlen uns sicher.

Für unser Bewusstsein ist Verdrängung nicht nur eine nützliche, sondern auch eine notwendige Dynamik. Niemand kann immer alle seine Probleme und Ängste im Bewusstsein halten – wir müssten verrückt werden und könnten unseren Tagesgeschäften nicht mehr nachgehen.

Anderseits sind die verdrängten Inhalte ihrem Wesen nach Energien, die durch die Verdrängung nicht einfach aufhören zu existieren. Im Gegenteil: Verdrängung kostet Kraft und Energie. Bewusstsein und Unterbewusstsein müssen permanent Energie einsetzen, um die Verdrängung aufrecht zu erhalten. Druck erzeugt Gegendruck: die verdrängten Inhalte gewinnen durch die Verdrängung selbst weitere Energie und wollen ins Bewusstsein steigen. Das Unbewusste hat in seine Tiefe hinein keinen „Abfluss". Der einzige Abfluss ist jener in und durch das Bewusstsein. Das Verdrängte drängt seinerseits nach „oben" ins Bewusstsein, um dort bearbeitet zu werden und abfließen zu können.

Verständlicher Weise verdrängen wir vor allem und in erster Linie Gefühle, Gedanken, Wünsche, Antriebe und Probleme, vor denen wir Angst haben und die uns deshalb als gefährlich und unangenehm erscheinen.

Die ins Unbewusste verdrängten Inhalte entfalten dort ein dynamisches Eigenleben. Sie wollen um jeden Preis ins Bewusstsein steigen. Dazu bedienen sie sich der Bilder und Symbole, die die Sprache des Unbewussten darstellen.

Der einfachste und alltäglichste Versuch des Verdrängten, in unser Bewusstsein zu steigen, ist der nächtliche Traum. Unser Bewusstsein ist durch den Schlaf ausgeschaltet, jetzt können die versteckten Inhalte auf Umwegen hochsteigen. Trotz des ausgeschalteten Bewusstseins haben wir nachts Bilder und erleben hoch aufregende und sehr emotionale Geschichten: wir werden mit unseren verdrängten Inhalten konfrontiert, verschlüsselt in Bildern, Geschichten und Symbolen.

Das Unbewusste ist aber nicht nur im Schlafzustand aktiv. Auch im wachen Leben erschafft es uns symbolische Handlungen, mit denen es zu unserem Bewusstsein zu sprechen versucht: Unfälle, scheinbare Zufälle, die kleinen Zwischenfälle...

Verdrängung von seelischen Inhalten – vor allem von GEFÜHLEN - ist die Ursache der körperlichen Krankheiten. Indem die Energie des verdrängten Inhalts in den Körper geht und eine Krankheit erschafft, versucht sie, mit dem Bewusstsein zu kommunizieren. Da die Energie nicht ins Bewusstsein abgeleitet werden kann, muss sie sich im Körper manifestieren.

**Krankheit ist die symbolische Sprache
des Unbewussten/Urtümlichen
mit unserem Bewusstsein.
Krankheit basiert auf Verdrängung
und kann durch Bewusstmachung und
positive Veränderung geheilt werden.**

Das ist die zentrale Botschaft dieses Buches.

Indem die Verdrängung aufgehoben wird und die versteckten Probleme, Gefühle, Gedanken und Triebe ins Bewusstsein steigen dürfen, wird der Körper entlastet und heilt. In vielen Fällen reicht dieser erste wichtige Schritt aber noch nicht aus, sondern es bedarf einer *Veränderung*, die manchmal sehr tief greifend zu sein hat.

Im Folgenden wirst du, liebe Leserin, lieber Leser, immer wieder ähnliche *Gefühle* erkennen, die – verbunden mit konkreten Problemen und Konflikten – die Ursache aller unserer Krankheiten sind. Besonders starke Gefühle sind dabei: Opfer- und Schuldgefühle, Hass, Wut, Groll, Zorn, Angst und immer wieder Angst, Demütigung, Überforderung, Minderwertigkeitsgefühle usw.

Die Sprache der Symbole

Für das Bewusstsein ist das Symbol etwas, worin versteckt eine andere Wirklichkeit direkt anwesend ist. Versteckt ist diese Wirklichkeit, weil sie sich nicht als sie selbst zeigt, sondern in ein anderes Etwas hineingewirkt bzw. durch etwas Anderes wirkt. Aufgrund dieser „Verstecktheit" des Eigentlichen hat das Bewusstsein keinen unmittelbaren Zugang zu Symbolen.

Ein Symbol wirkt ausschließlich auf das Unbewusste/Urtümliche, es kommuniziert direkt, ohne jeden Umweg, mit dem Unbewussten. **Für das Bewusstsein gibt es im engeren Sinne keine Symbole, sondern nur Zeichen.** Das Bewusstsein ist außerstande, mit einem Symbol zu kommunizieren. Sobald das Bewusstsein ein Symbol analysiert und „versteht", ist es kein Symbol mehr. Für das Bewusstsein ist das Eigentliche in einem Fremden, in einem Anderen – dem Symbol - „versteckt".

Beispiele: Das Bewusstsein sieht den Ring, kann aber keine direkte Beziehung oder Bindung darin fühlen. Es ist halt nur ein Ring, der auf etwas anderes hinweist, nämlich auf die Beziehung, die für das Bewusstsein nicht selbst im Ring anwesend ist.
Das Bewusstsein sieht Brot und Wein beim christlichen Abendmahl, doch die Anwesenheit von Christus kann es nicht wahrnehmen, nur annehmen und voraussetzen.

Im Symbol ist das Eigentliche, das Gemeinte, energetisch und unmittelbar anwesend. Und darin liegt das Wesen eines Symbols – in der direkten Anwesenheit des Eigentlichen im Uneigentlichen.

Beispiele: Im Ehering ist die Ehe für das Unbewusste direkt anwesend, nicht nur zeichenhaft. Oder religiös: Im christlichen Abendmahl ist der Gekreuzigte als Energie wirklich und real anwesend und kann erfahren werden. Das „Andere" (das Brot, der Wein) in welchem sich das Eigentliche „versteckt" ist nur noch eine Form, der Inhalt ist aber das Eigentliche.

Die Macht aller Symbole liegt darin, dass in ihnen das versteckte Eigentliche unbewusst tatsächlich und unmittelbar als anwesend und gegenwärtig erfahren wird. Geschieht das nicht, ist es kein Symbol.

Ein Zeichen zum Beispiel weist über sich hinaus: Ein Stop-Schild weist mich auf etwas hin, das ich tun soll. Aber das Anhalten selbst ist nicht in dem Schild. Das Schild selbst hat keine Macht über mich. Selbst ein Namensschild ist kein Symbol, es weist auf etwas Anderes hin als sich selbst, nämlich auf den Menschen, der diesen Namen trägt und der etwas ganz Anderes ist als das Schild und sich wohl auch räumlich davon unterscheidet.

Das Symbol dagegen repräsentiert die gegenwärtige Anwesenheit des Symbolisierten. Im Symbol verhalten wir uns direkt und unbewusst zu dem Versteckten und Eigentlichen.

Für das Bewusstsein ist das Symbol verborgen und „uneigentlich", weil es das Gemeinte in einem Anderen „versteckt". Für das Unbewusste ist es vollkommen anders: Das „Andere" ist gerade der Ausdruck einer Ganzheit, die keine Definition des Bewusstseins jemals erreichen kann. Diese Ganzheit wird durch das Symbol erfahren und gefühlt und nicht gedacht, wie im Bewusstsein.

Beispiele:

Der Hund symbolisiert männliche Energie, die Katze symbolisiert weibliche Energie. Diese meine bewussten Worte sagen fast gar nichts aus im Unterschied zu der Vielfältigkeit und gefühlten ganzheitlichen Energie eines Hundes. Die Begegnung mit dem Hund – ob im wachen Leben oder im Traum – ist so komplex und ganzheitlich, dass keine Analyse jemals auffächern kann, was darin mitschwingt.

Jene Aspekte der weiblichen Energie, die eine Katze symbolisiert, können niemals rational aufgeschlüsselt werden. Jede Definition ist eine unbotmäßige Vereinfachung. Wir müssen einer Katze wirklich begegnen, sie fühlen, ihre besondere Energie auf uns wirken lassen, um die symbolhafte Energie der Weiblichkeit in ihr zu fühlen.

Einem Hund oder einer Katze unmittelbar von Lebewesen zu Lebewesen zu begegnen ist etwas ganz Anderes als darüber intelligente Gedanken zu entwickeln. Und genau jene unmittelbare Begegnung zwischen lebendigen, dynamischen und sehr energetischen Wesenheiten findet durch das Symbol statt.

Das Symbol ist unersetzbar, wichtig und einzigartig. Niemals kann das menschliche Bewusstsein die Symbole ersetzen. Nur durch das Symbol können wir Menschen uns wirklich ganzheitlich verhalten. Wir Menschen brauchen deshalb Symbole, durch die wir uns zu unserer eigenen Wirklichkeit in einer Weise verhalten, die an Intensität und Ganzheitlichkeit nicht zu überbieten ist. Die Deutung von Symbolen hilft uns, die Wirklichkeiten vor allem in uns selbst besser wahrzunehmen und zu verstehen, aber sie wird niemals das Symbol selbst ersetzen oder ganz rationalisieren können.

Ich unterscheide zwei grundsätzliche Arten von Symbolen: Die **kollektiven** und die **individuellen.**

Kollektive Symbole sind in der Mehrheit mit dem menschlichen Dasein gesetzte Symbole, die zum Grundbestand jedes menschlichen Unbewussten gehören. Dazu gehören u.a. einige Tiersymbole wie Hund und Katze, kosmische Symbole wie Sonne und Mond, die Kugel, der Lebensbaum, Früchte, Zahlensymbole und – **der Körper**!

Zu einem **individuellen Symbol** kann letztlich alles werden, was das Individuum dazu bestimmt. Hintergrund einer individuellen Symbolbildung sind zumeist spezifische Erfahrungen des Einzelnen, die mit einem besonderen Gegenstand verbunden werden. Dieser Gegenstand wird dann zum Symbol und jedes Mal, wenn der Mensch Kontakt zu diesem Gegenstand aufnimmt, begegnet oder wiederholt er seine frühere Erfahrung bzw. erlebt das damit verbundene emotionale Energiefeld.

Das Besondere aller Symbole sehe ich darin, dass sie immer direkt auf das Unbewusste wirken, völlig unabhängig vom Bewusstsein.

Die Allergie: Ursachen und Bedeutungen

Die direkte, unmittelbare, aber vollkommen unbewusste Wirkung von Symbolen kann ich am besten anhand der Allergie erläutern.

Die Allergie ist das Ergebnis einer auf ein äußeres Symbol projizierten Verdrängung eines seelischen Problems.

Das Unbewusste bedient sich dabei zumeist der kollektiven Symbole. Es sind dieselben Symbole, die auch im Traum benutzt werden. Es besteht inhaltlich also kein Unterschied, ob z.B. ein Mensch ständig von Hunden träumt, die ihn angreifen oder ob derselbe Mensch eine Hundeallergie entwickelt. Der Hund ist das Symbol seines Problems.

Wenn wir ein emotionales Problem verdrängen, identifiziert das Unbewusste in der äußeren Welt ein Symbol, das genau diesem Problem entspricht. Wir erschaffen uns eine Allergie, was bedeutet, dass wir nun auch in der äußeren Welt dieses Symbol vermeiden müssen – die Verdrängung ist nach außen verlagert worden. Im Akt der Vermeidung verdrängen wir das Symbol aus unserem täglichen Leben. In der Aufmerksamkeit und Arbeit, die jene Vermeidung mit sich bringt, beschäftigen wir uns ständig unbewusst mit unserem Problem, natürlich, ohne es zu lösen. Denn die Beschäftigung zielt ja auf die Vermeidung des Problems, nicht auf dessen Lösung.

Beispiele: Menschen mit einer Katzenallergie müssen vor jedem Besuch bei anderen fragen, ob etwa eine Katze in der Wohnung ist, da sie dann dort nicht hingehen können.

Menschen mit einer Nussallergie müssen sehr häufig darauf achtgeben, dass sie alle Nahrungsmittel mit Nüssen meiden, etc. Auf diese Weise ist die Verdrängung über das Symbol ins Bewusstsein gelangt. Der Mensch kann und muss nun ständig bewusst etwas vermeiden, indem er oder sie sich mit dem Symbol des verdrängten Problems befasst.

Die Schulmedizin, die diesen Wirkzusammenhang nicht sieht oder sehen will, arbeitet in diesem Fall mit Desensibilisierung, das ist: die Sensibilität der Person wird chemisch zerstört. Die Ursache der Allergie ist damit weder ermittelt noch aufgelöst.

Eine Allergie kommt, nachdem das seelische Problem eingetreten ist und sie geht wieder, wenn jenes Problem gelöst ist.

Die Allergie zeigt auf beeindruckende Weise die Wirkweise von Symbolen. Das Unbewusste erschafft massivste körperliche Abwehrreaktionen auf Stoffe, **die von Natur aus in keiner Weise negativ auf den menschlichen Organismus wirken**.

Das Fell einer Katze oder eines Hundes hat von sich aus nichts Aggressives an sich. Seit tausenden Jahren ist der Hund der engste tierische Begleiter des Menschen – ohne Probleme. Äpfel, Apfelsinen oder Nüsse gelten sogar als sehr gesund und positiv für den menschlichen Organismus, aber das Unbewusste schafft es, den Körper so zu verändern, dass schlimmste Krankheitszustände auftreten können, wenn der Apfel, die Apfelsine oder die Nuss zum Symbol eines verdrängten seelischen Problems geworden sind. Dieser Zusammenhang ist faszinierend!

Jeder Mensch ist in der Lage, die Ursachen seiner eigenen Allergie zu erkennen und aufzulösen. Dazu gehört die Bereitschaft, radikal ehrlich zu sich selbst zu sein und sich den eigenen, ins Unbewusste verdrängten Problemen zu stellen. Diese Ehrlichkeit verbunden mit einem Grundwissen der wichtigsten Symbole befähigt jeden, sich selbst auf die

Schliche zu kommen und Heilung zu erschaffen.

Im Folgenden liste ich – ohne Anspruch auf Vollständigkeit - einige der oft vorkommenden Allergien auf und beschreibe kurz die symbolische Bedeutung und das vermutliche Problem, das verdrängt wird:

Hunde-Allergie:

Der Hund symbolisiert im weitesten Sinne männliche Energie und männliche Personen (Vater, Partner, Bruder…) Einer Hundeallergie liegt immer ein Konflikt bzw. ein emotionales Problem mit der **männlichen Energie** zugrunde.

Bei Frauen bricht die Hundeallergie oft als Reaktion auf ein Problem mit dem männlichen Partner aus. Bei Männern deutet die Hundeallergie auf ein Problem mit der eigenen Männlichkeit.

Ausgelöst wird die Hundeallergie immer durch einen **konkreten Mann**, mit dem der/die Betroffene eine problematische Erfahrung gemacht hat. Der Ur-Mann in unserem Leben ist unser Vater – egal, ob wir Mann oder Frau sind. Deshalb führt uns die Hundeallergie in letzter Instanz immer zurück zum problematischen Verhältnis zu unserem Vater.

Katzen-Allergie:

Die Katze symbolisiert weibliche Energie unter dem Aspekt der weiblichen Macht und Einflussnahme. Im Märchen ist die Katze ein Prädikat der Hexe. In der Katze sind diese „Hexenkräfte" symbolisch anwesend: sie ist unberechenbar, eigenwillig, zugleich weich und verschmust, aber auch sehr selbstbestimmt und sie hat etwas Mystisches.

Eine Katzenallergie ist immer eine unbewusste Reaktion auf ein Problem mit dieser Art von weiblicher Energie. Hinter der Katzenallergie ganz allgemein steht ein Grundproblem mit der eigenen Mutter. Zum Ausbruch kommt die Katzenallergie bei Frauen, wenn sie einen wichtigen Teil ihrer eigenen Weiblichkeit ablehnen, verdrängen und nicht leben. Bei Männern ist es die Angst vor der weiblichen Übermacht, letztlich vor der Mutter. Sie bricht bei Männern meist aber als Reaktion auf eine aktuelle Partnerin auf.

Pferde-Allergie:

Das Pferd symbolisiert grundsätzlich den Sexualtrieb speziell unter dem **männlichen** Aspekt. Ich nenne das Pferd das Symbol für den „integrierten Trieb". Junge Mädchen wenden sich dem Pferd zu, wenn ihre Sexualität erwacht. Das Reiten ist die unbewusste Vorstufe für den realen Sexualakt mit einem Mann und leitet die sexuelle Energie des Mädchens über das Pferd ab. Unter reitenden pubertierenden Mädchen gibt es den Spruch: „*Lieber ein Pferd als einen Mann zwischen den Beinen zu haben*" – damit ist eigentlich alles gesagt.

Eine Pferdeallergie ist Ausdruck eines unbewussten Problems mit dem eigenen Sexualtrieb. Er darf nicht auf erfüllende Weise ausgelebt werden und wird unterdrückt.

Nuss-Allergie:

Nüsse symbolisieren die männlichen Hoden und stehen in einem direkten Sinne für die männliche Sexualenergie. Eine Nussallergie ist eine Reaktion auf ein unbewusstes Problem mit der männlichen Sexualität. Bei Frauen ist die Nussallergie oft (nicht immer!) eine Reaktion auf sexuelle Übergriffe (Missbrauch) oder andere negative Erfahrungen mit der männlichen Sexualität in der Kindheit. Sie bricht aber oft erst in einer Partnerschaft auf und kann auch dort ihre Ursache haben (z.B. sexuelle Ablehnung des Partners).

Haben Männer eine Nussallergie, so ist die Ursache ein Problem mit der eigenen männlichen Sexualität (z.B. Impotenz, Ängste, Hemmungen).

Heuschnupfen

Der Heuschnupfen ist Ausdruck einer tief liegenden und ins Unbewusste verdrängten Trauer. Deshalb werden dieselben Symptome produziert als würde der Mensch weinen: tränende, juckende Augen, Bildung von dünnflüssigem Schleim wie beim Weinen, Verstopfung der Nase, Reizung der Schleimhäute…

Der Heuschnupfen ist eine Reaktion auf Blütenpollen. Die Symbolik ist einfach nachzuvollziehen: Solange die Bäume in der dunklen Jahreszeit ohne Blätter sind und die äußere Umwelt grau, trist und depressiv erscheint, entspricht das äußere Bild auch dem inneren gefühlsmäßigen Stimmungsbild. Die Blüten repräsentieren das von Neuem erwachende Leben, die Lebensbejahung. Genau darauf reagiert der Allergiker nun abweisend. Das äußere Bild des erwachenden Lebens in der Natur widerspricht seiner eigenen traurigen Gemütsverfassung, woraufhin das Unbewusste über den Körper das „Weinen" beginnt. Das erwachende, blühende Leben wird abgelehnt, weil es dem eigenen traurigen Zustand widerspricht und diesen noch deutlicher werden lässt.

Dem Heuschnupfen liegt, wie allen Allergien, eine auslösende Situation zugrunde. Irgendetwas ist geschehen, was diese ins Unbewusste verdrängte Traurigkeit und dieses Unglücklich Sein zur Folge hatte: Weggang von Partnern oder Kindern, Trennungen, Umzüge, andere als negativ erlebte Veränderungen, unglückliche Partnerschaften oder deprimierende berufliche Situationen… Forsche bei dir selbst nach!

Allergien gegen Früchte und Gemüse

Die allermeisten Früchte (Kirsche, Erdbeere, Apfel, Orange…) und viele Gemüsesorten (Gurke, Möhre und andere penisähnlich aussehende Arten) sind sexuelle Symbole. Eine

Frucht- oder Gemüseallergie hat fast immer ein unbewusstes sexuelles Problem zur Ursache.

Milch-Allergie

Die Milch ist für unser Unbewusstes ein symbolischer Ausdruck für die Mutter und die Mütterlichkeit. Einer Milchallergie liegt ein unbewusstes Problem mit der Mutter bzw. mit der eigenen Mütterlichkeit zugrunde.

Andere Nahrungsmittel

Die Nahrungsmittelallergien sind heute sehr weit verbreitet und zum Teil so speziell, dass ich sie nicht alle erwähnen kann. Grundsätzlich rate ich, bei Nährmitteln (Mehl etc.) die Beziehung zur Mutter ehrlich anzuschauen, vor allem bei Kindern. Das Nähren des Kindes ist vorrangige Aufgabe der Mutter – ganz besonders das emotionale Ernähren! –, deshalb sehe ich als Ursache vieler Nährmittelallergien ein unbewusstes emotionales Problem mit der Mutter. Bei erwachsenen Menschen hilft manchmal die Frage weiter, wer der „Ernährer" ist und was mit ihm/ihr für ein unbewusstes Problem verbunden wird.

Hausstaub-Allergie

Diese Allergieform ist eine Reaktion auf das Gefühl, von den Eltern bzw. einem Elternteil abgelehnt zu werden. Als Glaubenssatz steht hinter der Hausstauballergie: „Ich bin nicht gut genug"; „Ich entspreche nicht den Erwartungen meiner Eltern oder eines Elternteils";
„Ich mache alles falsch, ich *bin* falsch, deshalb werde ich immer kritisiert."
Hausstaub ist etwas Natürliches. Wenn in einer Familie alles „ganz sauber" sein muss, dass meint: harte – oft unbewusste – Erwartungen und Regeln bestehen, die das Kind als Bedingung der Liebe zu erfüllen hat, so empfindet sich das Kind –

durchaus zu Recht – abgelehnt. Der Hausstaub wird zum Symbol: Mit mir stimmt was nicht! Das darf nicht sein! Da ist Staub (Schmutz), wo keiner sein darf, ich bin nicht „sauber" genug…

Die Hausstauballergie ist grundsätzlich Ausdruck eines emotionalen Problems mit den Eltern oder einem Elternteil und tritt immer in Verbindung mit einem Selbstwertproblem auf.

Allergien gegen Metalle

Diese Art der Allergien ist nach meiner Erfahrung oft verursacht durch eine negative Erfahrung mit einer ganz bestimmten Person bzw. durch ein traumatisch erlebtes Ereignis. Diese Person, die den Allergiker verletzt hat, trug dieses Metall als Kette, Ring, Knopf oder Manschettenknopf, Schlüssel oder ähnliches.

Ebenso können angstbesetzte Erfahrungen mit Metallen, wie z.B. Operationen, bei denen metallische Instrumente eingesetzt wurden, Ursache einer solchen Allergie sein. In einer meist schwer zu rekonstruierenden Weise hat etwas stattgefunden, das tief ins Unbewusste verdrängt wurde (z.B. sexueller Missbrauch oder andere negative Erfahrungen in der Kindheit wie Prügel oder Demütigungen). Das Unbewusste heftet nun diese verdrängte Erfahrung an dieses spezielle Metall und reagiert ab dann allergisch. Die Metallallergie ist der Versuch, eine schlechte Erfahrung zu verdrängen, die mit diesem Metall unbewusst - meist als Identifikation mit einem Menschen - verbunden wurde.

Der Körper – ein vollständiges symbolisches System von Bedeutungen

Für das Unbewusste/Urtümliche ist der menschliche Körper ein vollständiges symbolisches System, das meint: jeder Körperteil und auch jedes innere Organ hat eine fest zugewiesene symbolische Bedeutung. Wie Hund, Katze, Pferd und Nüsse etc., die außerhalb von uns existieren, festgelegte symbolische Bedeutungen besitzen, so haben auch alle Teile unseres Körpers eine ebenso festgelegte symbolische Bedeutung.

Der Volksmund hat über Jahrhunderte dieses unbewusste Wissen der Menschheit gesammelt und überliefert. Jeder kennt diese Aussprüche, wie zum Beispiel:

- *„Fass dir lieber an deine eigene Nase"* – die Nase steht für Selbsterkenntnis
- *„dem ist eine Laus über die Leber gelaufen"* oder *„die spuckt Gift und Galle"* – der Leber/Galle-Bereich wird krank, wenn wir Aggressionen verdrängen
- *„das geht mir an die Nieren"* – die Nieren werden bei starken emotionalen Verletzungen krank
- *„ich habe ihn in die Knie gezwungen"* – die Knie werden krank, wenn wir uns unterlegen, gedemütigt und erniedrigt fühlen
- *„ich habe vor der Prüfung Schiss"* – Durchfall ist ein Ergebnis von Angst
- *„ich hatte so einen dicken Hals!"* – der Hals wird krank, wenn wir Aggressionen und aggressive Worte zurückhalten

Leider achten die wenigsten Menschen auf diese Weisheit, die uns der Volksmund überliefert.

Der gesamte menschliche Körper teilt sich in rechte und linke Körperhälfte. Grundsächlich gilt:

Die **linke Körperhälfte** steht symbolisch für unseren emotionalen und weiblichen Teil. Eine Krankheit in der linken Körperhälfte weist ganz allgemein auf ein emotionales Problem hin, das meistens mit unseren Beziehungen verbunden ist – auch der Beziehung zu uns selbst (z.B. Herzinfarkt).

Die **rechte Körperhälfte** steht symbolisch für unseren rationalen und männlichen Teil und repräsentiert unsere Beziehung zur Welt hin. Eine Krankheit in der rechten Körperhälfte weist ganz allgemein auf eine bewusst getroffene Entscheidung hin, mit der wir ein Problem haben. Ebenso steht die rechte Körperseite für unsere Arbeit und alles, was mit unserem Handeln in der Welt draußen zu tun hat.

Von unten nach oben stellt der menschliche Körper eine **Zeit- und Entwicklungsschiene** dar, die in einem 7-mer Rhythmus gegliedert ist. Von einem großen Gelenk zum nächsten – von unten nach oben gesehen – sind es jeweils 7 Jahre. Eine Ausnahme bildet der Fuß von der Fußsohle bis zum Knöchel: diese kurze Strecke symbolisiert unser erstes Lebensjahr, also die Zeit, die wir brauchen, um hier auf der Erde wirklich anzukommen.
Damit entspricht der Köper – von unten nach oben gesehen – einer natürlichen Ordnung der generellen Lebensaufgaben von uns Menschen.

Das **erste Lebensjahr** steht ganz im Zeichen unseres **Ankommens** hier auf der Erde in diesem neuen Leben. Die Aufgabe besteht darin, Vertrauen zu fassen (im Diesseits „Fuß zu fassen") und bei unseren Eltern anzukommen. Der linke Fuß bis zum Knöchel repräsentiert das erste Jahr unserer Beziehung zur Mutter, der rechte Fuß das erste Jahr unserer Beziehung zu unserem Vater.

Die **ersten 7 Lebensjahre** – symbolisiert durch die Strecke von der Fußsohle bis zum Kniegelenk – ist unsere Kindheit im eigentlichen Sinn. In dieser Zeit machen wir die wichtigsten prägenden Erfahrungen mit unseren Eltern (linkes Bein Mutter, rechtes Bein Vater). Wir lernen die Grundregeln der Familie und Gesellschaft (Sozialisation) und entwickeln unsere Glaubenssätze über uns selbst, das Leben und die Welt. In unserem 7. Lebensjahr werden wir eingeschult und damit ist unsere Kindheit im engeren Sinne zu Ende. Wir verlassen den engen Bereich der Familie und müssen uns das erste Mal in das große Ganze der Gesellschaft, vertreten durch die Schule, ein- und unterordnen. Unser kindliches Ego wird dadurch „gebeugt", was durch das Kniegelenk symbolisiert wird.

Die **Jahre von 7 bis 14** werden durch die Strecke vom Knie bis zum Hüftgelenk symbolisiert. Wir gehen zur Schule und werden ein Teil der größeren Gesellschaft. Mit 14 Jahren sind wir in der Pubertät, unser Genitalbereich verändert sich, wir bekommen Schamhaare und werden erst jetzt ein eigener Mensch (Rumpf). Vorher haben wir uns ganz und gar aus den Beziehungen zu Mutter (linkes Bein) und Vater (rechtes Bein) definiert. Das hört jetzt auf. Das Leben stellt uns vor die Aufgabe, wir selbst zu werden, eine eigene Persönlichkeit. Die Beine hören auf und münden in das Hüftgelenk. Es ist das größte Gelenk von uns Menschen und zeigt uns damit symbolisch die größte bleibende Veränderung in unserem Leben an.

Die **Jahre 14 bis 21** stellen unsere Pubertät dar – im Körperbild ist das unser Rumpf von den Geschlechtsorganen bis zum unteren Hals. Wir müssen nun gegen unsere Eltern und deren Werte, Normen, Gedanken und Verhaltensmuster rebellieren, um uns selbst zu finden. Es ist die Zeit, in der wir vor allem gegen alles Alte und Überlieferte angehen, wo wir Grenzen austesten und überschreiten, um uns selbst zu finden. Die Organe spiegeln das wider: Blase und Darm zeugen vom Loslassen. Darum geht es jetzt: die Eltern loszulassen! Wir begegnen unserer Aggression neu und stark (Leber, Galle, Akne) und auch die erste Liebe trifft uns in dieser Zeit (Herz). Vor allem aber müssen wir unsere eigene innere Einstellung zum Leben neu definieren. Nach allen diesen Konflikten müssen wir noch einmal zu unserem neu definierten Leben und zu uns selbst „Ja" sagen (Lunge). Wenn wir das geschafft haben, sind wir erwachsen.

Die **Jahre 21 bis 28** sind gemäß der natürlichen Ordnung davon geprägt, dass wir eine feste und bleibende Beziehung aufbauen und Kinder zeugen (linker Oberarm) und unseren Platz im Berufsleben - Ausbildung, Studium - finden (rechter Oberarm).

In den **Jahren 28 bis 35** festigen wir unsere Position in Partnerschaft/eigener Familie und im Beruf. Wir sind jetzt stabil als Partner/Partnerin, als Vater und Mutter (linker Unterarm) und ebenso haben wir unseren Platz in der Arbeitswelt gefunden und erfolgreich ausgebaut (rechter Unterarm). Die Hände symbolisieren, dass wir erst in dieser Phase unseres Lebens wirklich Geben und Empfangen können. Vorher waren wir nur Lernende, sowohl was unsere Beziehungen anging als auch unsere Arbeit. Jetzt aber haben wir ein ausgewogenes Verhältnis erschaffen zwischen Geben und Bekommen.

Die **Jahre 35 bis 42**, die durch den Hals symbolisiert werden, stellen uns vor die Aufgabe, unsere eigenen Bedürfnisse zu erkennen und zu formulieren. Bis zu dieser Lebensphase haben wir uns relativ unreflektiert nach den Werten und Normen der anderen – allen voran unseren Eltern (Delegationen) – gerichtet. Jetzt beginnt das natürliche Nachdenken und Nachempfinden, ob das, was wir bisher gemacht haben, wirklich das war, was wir selber wollen. *„Was will ich selbst wirklich?"* ist die durchgängige Frage dieser Lebensphase. Wir lernen in dieser Zeit, unsere eigenen Bedürfnisse zu erkennen und auch gegen das erschaffene Umfeld zu formulieren. Erste große Korrekturen können jetzt nötig sein, weil wir uns vorher im Leben zu sehr an den Erwartungen der anderen orientiert haben. Partnerschaft und Berufswahl werden jetzt kritisch reflektiert. Die Elternschaft fordert uns heraus, da die Kinder groß werden und mit ihnen die damit verbundenen Probleme.

Die härtesten **Jahre** sind oft jene **zwischen 42 und 49,** denn nun heißt die große Aufgabe, die das Leben uns stellt: *Selbsterkenntnis!* Im Körperbild ist das die Reise vom Kinn hoch zum Scheitel. Erst jetzt, so spät im Leben, erkennen wir uns wirklich selbst. Alles, wirklich alles steht plötzlich noch einmal zur Disposition. Es ist die Zeit der so genannten „mittleren Lebenskrise". *„Was mache ich da eigentlich?"* werden wir uns fragen, wenn wir unsere Beziehungen und unseren Berufsalltag anschauen. Probleme, die wir lange Zeit ins Unbewusste verdrängt haben, wollen unerbittlich in unser Bewusstsein steigen. Wenn wir in dieser Phase des Lebens nicht bereit sind zur ehrlichen Selbsterkenntnis, werden wir krank. Es ist die Zeit der letzten großen Veränderungen. Ein neuer Beruf? Wenn, dann in dieser Zeit, danach ist ein Neustart sehr schwer und erscheint den meisten als unmöglich. Trennung? Soll ich wirklich den Partner/die Familie verlassen? Konflikte werden offensichtlich und können nicht länger verdrängt werden. Die Konsequenzen unserer bisherigen Entscheidungen zeigen sich immer deutlicher und können nicht mehr verdrängt werden, das Hinschauen fällt schwer („Alterskurzsichtigkeit" beginnt). Es ist die Zeit der ersten wirklichen Ernte im Leben. Das Leben zwingt uns, hinzuschauen, was aus dem geworden ist, was wir bisher getan haben; wer wir wirklich sind und wo wir ehrlich stehen. In dieser Lebensphase erkennen wir, dass alles, was wir bisher entschieden und getan haben, eine dauerhafte Wirkung auf uns hat und irreversibel ist.

Der wirkliche Ernst des Lebens kommt uns erst jetzt mit aller Macht zu Bewusstsein. Wir leben in den Konsequenzen aller unserer Entscheidungen.

Von unserem 49sten Lebensjahr an sollte die Reife folgen, die sich in Weisheit verwandelt. Als Zurückschauende blicken wir langsam in eine „höhere" Zukunft. Alles, was jetzt noch kommt, steht unter der Überschrift „Spiritualität". Unser Körper hat den Höhepunkt seiner Entwicklung überschritten und entwickelt sich langsam, aber unaufhörlich zurück. Das körperliche Altern gibt uns die Möglichkeit, auch geistig ruhiger und ausgeglichener zu werden. Wir müssen nun niemandem mehr irgendetwas beweisen. Es ist die Zeit der Lebensreife. Geistige Fragen und Einsichten prägen diese letzte Lebensphase. Der Scheitel (Fontanelle) ist unsere körperliche Öffnung zu jeder Art von „Jenseits", nach „oben", zur geistigen Welt hin. Dort werden wir nach dem Tod alle hingehen. Von dort waren wir auch gekommen. Wir bereiten uns darauf vor, den Kreis zu schließen und so viel Weisheit und Reife mitzunehmen wie uns möglich ist. Die materielle Welt verliert in dieser Lebensphase nach und nach an Interesse, während die geistig-spirituelle Welt an Interesse gewinnt.

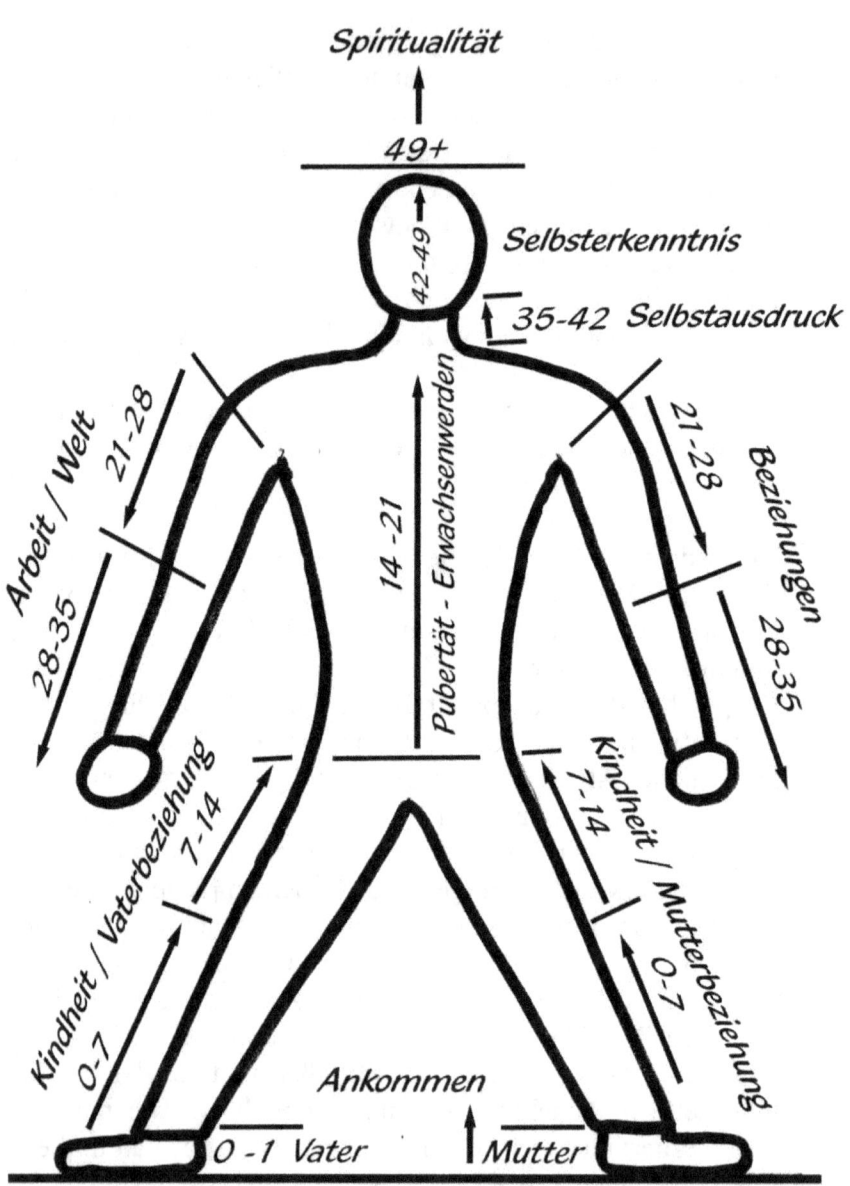

Noch einmal: Das Konzept

Jede Krankheit ist ein energetischer Ausdruck eines inneren Konfliktes in uns. Die Eindeutigkeit unserer Gefühle ist eine Illusion, die uns unser Bewusstsein vorgaukelt. Je tiefer wir in unsere emotionale Persönlichkeit vordringen, desto *ambivalenter* sind unsere wahren Gefühle. **Ambivalenz** meint: gegensätzliche Gefühle und Stimmungen sind zugleich vorhanden und wirksam. In unserem Tagesbewusstsein können wir vornehmlich immer nur eine Stimmung als dominant wahrnehmen: wir lieben unseren Partner und an manchen Tagen hassen wir ihn oder sie. Wir lieben unsere Kinder, doch manchmal könnten wir sie vor Wut auch an die Wand schmeißen… Wir gehen eigentlich ganz gerne zur Arbeit, doch an manchen Tagen finden wir das furchtbar… Unser Tagesbewusstsein gibt uns den Zugang zu unseren Gefühlen in einem Entweder-Oder-Modus. Die Wahrheit unseres Gefühlslebens ist nicht Entweder-Oder, sondern „UND" bzw. „Sowohl-als-auch". Die **Gleichzeitigkeit** von angenehmen und unangenehmen Gefühlen und Stimmungen ist die Grundsituation unserer emotionalen Wirklichkeit in unserem Unbewussten oder wie ich es nenne: in unserem Urtümlichen.

Daraus folgt: **der Konflikt zwischen gegensätzlichen und unterschiedlichen Gefühlen und Stimmungen ist die GRUNDSITUATION in unserem Unbewussten (Urtümlichen).**

In der Krankheit verwirklicht sich das jeweils vom Bewusstsein **unterdrückte** Gefühl. In der Krankheit wird dieses Gefühl oder werden diese Gefühle manifest. Krankheit ist ein sehr starker energetischer Zustand. ENERGIE ist ein Wort, das aus dem Griechischen kommt und wörtlich heißt: *„das, was in einem Werk ist"* (EN = in; ERGEIA = Werk). In der Krankheit ist also eine ganz bestimmte Emotion oder ein ganzes Bündel von Emotionen energetisch anwesend und am Wirken.

Zusammengefasst:
Wir befinden uns **permanent** in inneren emotionalen Konflikten, die unser Bewusstsein nicht wahrnimmt (Verdrängung). Krankheit ist der manifeste Ausdruck, in welchem sich die nicht bewusst zugelassenen Gefühle energetisch sammeln und körperlich manifestieren.

Insofern ist es also „normal", ab und zu krank zu werden.
Krankheit ist die Sprache des Urtümlichen mit unserem Bewusstsein. Wichtig ist nur zu wissen, dass *dieser Teil unserer Persönlichkeit, der mit uns in der Krankheit kommunizieren will, immer stärker ist als unser Bewusstsein.* In der Krankheit will dieser Teil unsere Aufmerksamkeit; die in der Krankheit gefangenen verdrängten Gefühle wollen freien Zugang zu unserem Bewusstsein haben, um dort abfließen zu können.

Krankheit ist eine Form der symbolischen Sprache. Jeder Mensch kann diese Sprache erlernen und auf diese Weise mit den verdrängten Anteilen in sich selbst kommunizieren. Wir alle werden ja mit dieser unbewussten Sprache geboren, sie ist in uns. Nur unsere gesellschaftliche Konditionierung hindert uns daran, sie anzuwenden. Wie erlernen wir als Kinder unsere Muttersprache? Durch ZUHÖREN. Wir hören erst immer und immer wieder den Worten unserer Mutter zu und schwingen dann ganz langsam in die Bedeutungen der Worte.

Ganz genauso funktioniert es mit der Sprache der Krankheit: Du lernst die Kommunikation durch ZUHÖREN, wirkliches Zuhören, ohne zu schnelles Deuten. Siehe dazu den hinteren Teil dieses Buches.

Merke dir bitte diese beiden Sätze:

Heilung bedeutet als Erstes:
den verdrängten Gefühlen einen bewussten Raum
zu geben!

Nicht die Veränderung
ist der Schlüssel zur Heilung,
sondern die Annahme
und das Zulassen deiner verdrängten Gefühle!

Es ist also „normal" ist, ab und zu krank zu werden, da wir niemals alle unsere Gefühle und die damit verbundenen Konflikte bewusst fühlen können-

ABER:
Es ist in keiner Weise „normal", dass jeder Zweite in unserem Kulturkreis an Krebs stirbt.
Es ist in keiner Weise normal, dass Depressionen und Burnout exorbitant zunehmen.
Es ist in keiner Weise normal, dass Allergien zu einem Massenleiden von Millionen Menschen geworden sind.

Je intensiver du mit diesem Wissen hier arbeitest und je ehrlicher du mit dir selbst umgehst, desto mehr wird dir bewusst, dass **die Art, wie wir heute leben, krank ist und uns krankmacht**. Hektik, Stress, Leistungsdruck, die Gier nach Anerkennung, die vielen Ängste, der allgemeine Materialismus, verbunden mit Oberflächlichkeit, emotionaler Entfremdung, Identitätsverlust etc. machen uns krank.
Dein Wissen wird dich also aus dieser Art des entfremdeten Lebens herausrufen.

Krankheiten und deren mögliche Ursachen und Bedeutungen

Im Folgenden liste ich einzelne Körperteile, Organe und Krankheiten in alphabetischer Reihenfolge auf und erläutere deren symbolische Bedeutung:

Akne

Hat nur eine Botschaft: *„Ich will nicht erwachsen werden!"* – *„Ich habe Angst vor dem Erwachsensein!"* – *„Ich habe Widerstand gegen die volle Selbstverantwortung für mein Leben!"* Vor allem aber habe ich einen ***ungelösten Konflikt mit einem Elternteil.*** Die Akne gehört lebensgeschichtlich in die Pubertät, wo wir uns von den Vorgaben der Eltern trennen, gegen sie ankämpfen und uns im Widerstand üben, um unser Eigenes zu finden und schließlich erwachsen zu werden. Jeder einzelne Pickel ist eine kleine Aggression, ein kleiner oder größerer Wutausbruch, der über die Haut ausgelebt wird – und gerade deshalb nicht im bewussten Leben zu Entwicklung und Wachstum führt. Unbewusster Hintergrund der Akne ist ein Konflikt mit einem Elternteil, eine nicht ausgelebte Opposition, ein Trotz gegen Vater oder Mutter. Diese Opposition kann sich auch an Stellvertreterfiguren entzünden (Chef, Partner), geht aber immer auf die pubertäre und ungeklärte Beziehung zu einem Elternteil zurück. Emotional ist der Betroffene in der Pubertät stecken geblieben – egal wie alt er oder sie ist.
Fragen:

- *Warum will ich nicht erwachsen werden?*
- *Gegen welchen Elternteil opponiere ich wirklich?*
- *Welche Bindungen hindern mich an der Ablösung?*
- *Welche negativen Vorstellungen habe ich von meiner Selbstverantwortung?*
- *Gegen welchen Elternteil bleibe ich unbewusst in der*

Rebellion?
- *Wie sieht meine innere Opfergeschichte wirklich aus?*
- *Ist es wirklich bequemer, in diesem inneren Trotz gegen meine Eltern zu verharren?*

Alkoholismus
Flucht aus einer traurigen und deprimierenden Lebenssituation. Der Alkoholiker betäubt sich. Er glaubt, ohne Betäubung nicht mehr fröhlich, entspannt und zufrieden sein zu können. Ein tiefsitzendes emotionales Problem, ein Gefühl von Trauer und Resignation bedrückt ihn. Alkoholismus ist eine sehr einfache Art der Betäubung und damit Verdrängung.
Fragen:
- *Was ist mein wirkliches gefühlsmäßiges Problem?*
- *Worüber bin ich traurig und enttäuscht?*
- *Was stört mich in meiner Lebenssituation?*
- *Warum glaube ich, mich betäuben zu müssen?*
- *Wovor fliehe ich dadurch: Konflikte, Veränderungen...?*

Angina
Ist eine Körperreaktion auf Frustration und nicht ausgesprochener Aggression. Jemand hat uns verletzt oder verärgert. Diese Verletzung brennt uns jetzt wie Feuer im Hals. Aber nicht nur die Verletzung, sondern die dadurch in uns entstehenden Aggressionen brennen, weil sie sich nicht entladen dürfen: verletzende Worte werden nicht ausgesprochen, sondern „klemmen" uns jetzt im Hals. (siehe „Hals")
Fragen:
- *Von wem fühle ich mich gerade verletzt?*
- *Was hat mich emotional so stark getroffen, dass ich einen dicken Hals bekomme?*
- *Welche Verletzung kann ich gerade nicht herunterschlucken?*

- *Welche aggressiven Worte wollen gerade durch meinen Hals und dürfen nicht?*

Arthrose

Diese Krankheit hat ihre energetische Wurzel in einer fest gefahrenen inneren Haltung dem Leben gegenüber. Wir haben uns auf eine Einstellung versteift. Diese Steife manifestiert sich in unseren Gelenken. Interessant ist es, genau zu beobachten, in welchem Gelenk die Arthrose zum ersten Mal auftritt. Unsere Gelenke symbolisieren unsere mentale Fähigkeit des Richtungswechsels im Leben und der Veränderung. Wenn die Gelenke steif, hart und unbeweglich werden, so ist das eine Reaktion auf eine geistig-mentale Unbeweglichkeit, die immer zuerst da war und die Ursache darstellt. Wird der Geist starr, steif und unbeweglich, dann folgt ihm der Körper zwangsweise nach. Es besteht ein innerer Widerstand gegen positive Veränderung. Es fehlt eine Vision und ein Glaube an eine positive Veränderung.

Fragen:
- *Warum will ich an deiner unbefriedigenden Situation festhalten?*
- *Warum habe ich eine solch große Angst vor Veränderung?*
- *Warum richte ich den Trotz gegen mich selbst?*
- *Was will ich wirklich?*
- *Was ist meine positive Vision für ein gutes Leben?*
- *Was hindert mich, daran zu glauben, dass Veränderung möglich ist?*

Asthma:

Ist eine körperliche Reaktion auf zu viel emotionalen Druck von einer nahestehenden Person. In der Kindheit sind es fast immer die Eltern bzw. ein Elternteil, der diesen emotionalen Druck ausübt, gegen den sich das Kind nicht wehren kann.

Deshalb entspannt sich Asthma oft, wenn der Betroffene von Zuhause auszieht. Im wahrsten Sinne des Wortes hat der Betroffene das Gefühl, ihm oder ihr wird „der Atem genommen". Dieser emotionale Druck kann verschiedene Ursachen haben, es kann sich ebenso um hohe Leistungserwartungen der Eltern handeln, wie z.B. die Erwartung eines Elternteils: „du musst mich emotional retten!". Fragen:

- *Welcher Mensch in meinem nahen Umfeld nimmt mir die Luft zum Atmen?*
- *Unter welchem emotionalen Druck fühle ich mich wirklich?*
- *Wem habe ich zu viel Macht über mich gegeben? (Vater, Mutter, Partner)*

Atmungsorgane
Die Luft ist der „Odem des Lebens" (siehe auch „Lunge"). Immer wenn unsere Organe, mit denen wir Luft holen und wieder abgeben, betroffen sind, ist unser Leben als Ganzes gestört. Schlecht Luft zu bekommen kann sehr schnell lebensbedrohlich werden. Es kommt im symbolischen Sinn zu wenig Leben zu uns. Die Lebendigkeit fließt uns nicht mehr zu. Wir haben ein Problem mit dem Leben an sich, das zwar von äußeren Einflüssen ausgegangen ist, nun aber unsere eigene Grundhaltung betrifft. Es sind die Gefühle, die uns das Leben derzeit so schwermachen: **Gefühle von emotionalem Mangel** - zu wenig liebende Zuwendung, zu wenig emotionale Wärme, zu wenig Geborgenheit.

Augen
Die Augen werden krank, wenn wir etwas nicht sehen wollen. Hintergrund der *Kurzsichtigkeit* ist der innere Widerstand, etwas zu sehen, was geschehen ist und eine bleibend problematische Wirkung hat. Kinder werden kurzsichtig, wenn

Geschwister geboren werden, sie in den Kindergarten kommen, die Eltern sich scheiden lassen, die Schule beginnt, ein Umzug ansteht etc.

Erwachsene werden kurzsichtig, wenn sie am Ende ihrer Ausbildung sind und absehen, was da auf sie zukommt (etwas, das sie innerlich nicht wollen), oder wenn sie geheiratet haben, ohne das innerlich wirklich zu wollen; oder wenn sie Kinder bekommen haben, obwohl sie das unbewusst als Einschränkung und Benachteiligung empfinden. Es sind also immer Wirklichkeiten eingetreten, die wir nicht sehen wollen, die aber lange anhalten (sofern wir sie nicht verändern…)

Weitsichtigkeit beruht auf einem Problem mit der Gegenwart: ich möchte etwas in meiner momentanen Gegenwart nicht sehen, deshalb geht mein Blick in die Weite = Zukunft. Es fällt mir schwer, das Naheliegende, meine Gegenwart, anzuschauen. Ab 40 beginnt bei den meisten Menschen die so genannte „Altersweitsichtigkeit". Es ist die Zeit, in der uns immer intensiver bewusst wird, dass unsere Gegenwart die Konsequenzen unserer früheren Entscheidungen ist. Je älter wir werden, desto eingeschränkter wird unser Handlungsspielraum, weil die Konsequenzen unserer früheren Entscheidungen (Berufswahl, Partnerwahl, Kinder, Arbeitsplatz.) wie ein Gebirge von „hinten" auf uns einwirken. Die Veränderung der gegenwärtigen Situation erscheint uns immer schwieriger, im Alter fast unmöglich. Ist die Gegenwart nicht erfüllend und zufrieden stellend, wandert unser Blick nun in eine imaginäre „Zukunft" = Weite.

Schielen bedeutet, ein grundsätzlich gestörtes Verhältnis zur Realität, zum Leben: Ich möchte die Dinge nicht so sehen, wie sie wirklich sind – und das in einer sehr grundsätzlichen Weise.

Erblindung: Die Dinge/Wirklichkeiten, die der Betroffene nicht sehen will, haben sich so verfestigt, dass er/sie es gar nicht mehr sehen will. Blindheit ist Rückzug und Resignation. Statt die Wirklichkeiten als das zu erkennen, was sie sind:

selbst erschaffen – und sie aktiv zu verändern, wählt der Betroffene die Erblindung: „Ich will es nicht mehr sehen! Ich will nicht mehr hinschauen! Ein für alle Mal!"

Fragen:
- *Wann genau haben die Augenprobleme begonnen?*
- *Was ist vor dieser Zeit geschehen?*
- *Was genau will ich nicht sehen?*
- *Was kann ich aktiv tun, um meine Situation zu verändern?*
- *Welche Entscheidungen sind notwendig, um mein Leben positiv zu verändern?*

Arme

Der linke Arm repräsentiert unser Zugreifen, Nehmen und Geben in unseren Beziehungen, ganz besonders in der Partnerbeziehung. Er wird krank/verletzt, wenn wir unbewusste Probleme mit dem Partner, den Kindern, der Mutter oder anderen sehr nahestehenden Personen haben.

Der rechte Arm repräsentiert unser Zugreifen, Nehmen und Geben im Bereich unserer Arbeit, der „Welt" und unserer bewussten Entscheidungen. Er wird krank, wenn wir Probleme mit unserer Arbeit haben, mit dem Zugreifen, Versorgen oder mit einer diesbezüglichen Entscheidung.

Autoimmunschwäche-Krankheiten

Das geschwächte oder gar kranke Immunsystem hat eine große Botschaft: „Ich habe sehr grundsätzlich resigniert! Ich kämpfe nicht mehr! Ich verbiete mir sogar, Angriffe abzuwehren, denn das alles hat sowieso keinen Sinn mehr... Ich hasse diesen Lebenskampf!"

Der Betroffene richtet die in dieser Resignation enthaltene Aggression gegen sich selbst anstatt gegen Faktoren in der Außenwelt.

Fragen:

- *Warum habe ich aufgegeben und resigniert?*
- *Welche negativen Glaubenssätze über mich selbst und die Welt und das Leben haben mich so weit gebracht?*
- *Möchte ich auch gegen mich selbst Recht behalten?*
- *Wofür lohnt es sich noch zu leben? (Ziele, Wünsche)*

Bandscheibenvorfall

Die Bandscheibe - und der ganze Bereich des unteren Rückens - wird krank, wenn wir uns in einer emotionalen Situation von Überforderung und Existenzangst befinden. Die Überforderungssituation hat folgende Gedankenmuster zur Ursache: *„Das ist alles zu viel für mich! Ich schaffe das nicht! Ich werde versagen und damit meine Sicherheit verlieren!"*. Die empfundene Überlastung durch Aufgaben, Herausforderungen und gegenwärtige Erfahrungen staucht die Wirbelsäule. Hinzu kommt die Angst, zu versagen, die sich bis zur Existenzangst steigern kann (*„Wenn ich versage, verliere ich meinen Arbeitsplatz, meinen Partner, meine Kinder etc."*). Diese massive Mischung aus dem Gefühl, total überfordert zu sein und der Angst zu versagen und die nötige Sicherheit damit zu verlieren, ist die Ursache des kranken unteren Rückens.

Fragen:

- *Wann genau haben der Schmerz bzw. die Beschwerden begonnen?*
- *Welche Aufgaben/Anforderungen sind in dieser Zeit auf mich zugekommen?*
- *Was genau überfordert mich derzeit?*
- *In welchem Glaubensmuster gründet meine Versagensangst?*

Bauspeicheldrüse: Siehe „Diabetes"

Behinderungen (angeboren)

Angeborene Behinderungen geistiger oder körperlicher Art sind nach meinem Stand des Wissens Ergebnisse früherer Leben und karmisch bedingt. Es ist ein sehr eingrenzender Irrtum zu glauben, wir würden nur ein Mal leben. Wir leben viele hunderte Leben und durch alle unsere Inkarnationen zieht sich ein roter Faden unserer Identität. So kommen wir auch nicht als unbeschriebene Blätter auf die Welt, sondern wir bringen viele Erfahrungen und auch ungelöste Probleme mit in dieses Leben.

Eine angeborene Behinderung muss nicht in jedem Fall das Ergebnis früherer Leben sein, sie kann auch durch Entscheidungen des Neugeborenen während der Schwangerschaft entstehen. Ein blind geborenes Kind kann durchaus das Sehen seiner neuen Inkarnation verweigern und deshalb blind sein. Wir entscheiden uns in jeder Phase unseres Daseins – vor dem Leben, im Leben und nach dem Leben. Wir können also zu jeder Zeit und in jeder Wirklichkeit Entscheidungen treffen, die sich – auch zeitverzögert – auf die materielle Ebene auswirken in Form von Krankheiten und Behinderungen.

Jedes Leben hat ganz bestimmte Lernaufgaben für uns bereit. Wenn Menschen behindert geboren werden, liegt in dieser Existenz eine besondere Lernaufgabe, der wir mit Respekt begegnen sollten. Diese von mir als karmisch bezeichneten Zusammenhänge werden in unserer westlichen Kultur oft mit „Schuld" oder „Bestrafung" für schlimme Taten in früheren Leben assoziiert. Ich plädiere dafür, diese moralischen Bewertungen ganz weg zu lassen. Ein behinderter Mensch hat für dieses Leben eine ganz besondere Aufgabe bekommen – warum wissen wir nicht, der Grund ist allein im Selbst des Betroffenen zu finden.

Beine

Stehen für unser Vorangehen in Leben.

Zugleich steht unser linkes Bein für unsere Beziehung zu unserer Mutter, das rechte Bein zu unserem Vater. Die Strecke vom unteren Fuß bis zum Knie repräsentiert unsere ersten 7 Lebensjahre: links die Jahre mit der Mutter, rechts mit dem Vater. Durch die Strecke vom Knie bis zum Hüftgelenkt sind die nächsten 7 Jahre, also bis zu unserem 14. Lebensjahr, symbolisiert.

Ein chronisches Problem am Bein (außer Knie), wie z.B. Venenentzündung, offene Stelle, Tumor, Hautproblem etc. – immer an derselben Stelle - zeigt eine seelische Verletzung aus der Kindheit an, die noch immer aktiv ist. Anhand der Lokalisation können wir die Zeit ersehen, wann diese Erfahrung stattgefunden hat und wo wir suchen können. Ist das linke Bein betroffen, handelt es sich um eine negative Erfahrung mit der Mutter, beim rechten Bein um eine solche mit dem Vater oder einer vaterähnlichen Person.

Beinprobleme weisen uns ganz allgemein auf einen Widerstand hin, voran zu schreiten in unserem Leben. Ein inneres Problem hindert uns daran, entweder ein altes (dann ist das körperliche Problem meist chronisch) oder ein aktuelles (dann zeigt sich das körperliche Problem meist als Unfall).

Wird das linke Bein krank, fällt es uns – ganz allgemein – schwer, in einer unserer engen Beziehungen voranzugehen, diese anzunehmen und zu entwickeln.

Wird das rechte Bein krank, fällt es uns – ganz allgemein – schwer, in unserer Arbeit voranzugehen oder im Hinblick auf eine bewusste Entscheidung, die wir getroffen haben.

Bettnässen (bei Kindern)
Angst vor Autorität. Fast immer ist die Ursache ein Elternteil,
auf jeden Fall ein als zu fordernd empfundener Erwachsener.
Das Kind steht unter starkem seelischem Druck durch
Erwachsene des Umfeldes und fühlt sich nicht angenommen.

Bindehautentzündung (siehe auch Auge)
Die Bindehaut entzündet sich, wenn wir momentan etwas
sehen, das uns aufregt und ärgert. Die Energie der Entzündung
entspricht unserer Wut. Das Auge spricht symbolisch: *„Das
regt mich aber auf, was ich da sehen muss!"* Linkes Auge: was
ist gerade in meiner Partnerschaft oder in meinen engen
Beziehungen los?
Rechtes Auge: was ist gerade in meiner Arbeit los?

Blase
Wie im Physischen so hat die Blase auch im Symbolischen mit
dem Loslassen zu tun. Sie wird krank, wenn wir eine
emotionale Verletzung nicht loslassen wollen. Zumeist sind die
Ursachen im ganz nahen Umfeld zu suchen: Vater/
Mutter/Partner/Kinder. Die Blase gehört zum Reaktionsapparat
unserer Opfergefühle. Wir halten über die Blase Kränkungen
bei uns, Verletzungen, Situationen, in denen wir uns von nahen
Menschen nicht geliebt, verletzt, ausgenutzt, verlassen oder
aggressiv behandelt gefühlt haben. Besonders bei Frauen hat
die Blasenerkrankung oft mit der eigenen Vaterbeziehung zu
tun, die sich in einer Partnerschaft am männlichen Partner
entzündet.
Fragen:
- *Wann genau hat das Blasenproblem angefangen?*
- *Welche Verletzung hat es im Vorfeld gegeben mit dem
Vater, Partner oder Partnerin?*

- *Welche noch älteren Verletzungen mit Vater/Mutter fallen mir in diesem Zusammenhang ein?*
- *Möchte ich wirklich an diesem Schmerz weiter festhalten und mich trotzig als Opfer fühlen?*

Blutungen

Das Blut ist der Lebenssaft und symbolisiert die frei fließende Freude in unserem Leben. Wenn das Blut krank wird, ist die Lebensfreude aus unserem Leben gegangen.

Blutungen sind das Weinen des Körpers. Das Leben selbst weint in uns, wenn wir bluten. Jeder Tropfen des austretenden Blutes ist eine Träne des Lebens. Tiefste Traurigkeit, tiefer noch als Tränen.

Fragen:
- *Welches Organ blutet (siehe Bedeutungen)?*
- *Welche emotionale Verletzung steht hinter dieser Blutung?*
- *Worüber genau bin ich so traurig, dass ich Blut weinen muss?*

Blutdruck zu hoch

Aggressionen und Gefühle von permanentem Druck und Benachteiligung wollen nach oben (hoch) steigen, dürfen das aber nicht. Der Mensch steht unter emotionalem „Druck". Die besagten Gefühle werden unterdrückt, Druck erzeugt Gegendruck – davon handelt der Bluthochdruck. Er betrifft vor allem Menschen mit einem sehr engen und strengen Wertesystem, Menschen, die sich selbst und andere mit sehr wertenden Maßstäben betrachten. Deshalb werten sie auch die eigenen Gefühle ab, die sehr stark sind. Gefühle bedeuten für diese Menschen Schwäche, darum gestehen sie sich insbesondere Aggressionen und Gefühle von Benachteiligung, Druck und Demütigung nicht ein. Es brodelt und kocht im Unbewussten eines Menschen mit Bluthochdruck. Er steht förmlich immer „unter Strom", muss ständig etwas leisten, um Anerkennung zu finden, was auf Dauer nervig ist und zu kompensatorischen Aggressionen führt.

Blutdruck zu niedrig
Angst vor den eigenen Vitalimpulsen. Menschen mit zu niedrigem Blutdruck unterdrücken in sich vor allem Aggressionen und andere in ihren Augen „gefährliche" Gefühle aus dem Unbewussten, die ich Vitalimpulse nenne. Hinter dieser Angst vor der eigenen Aggression, vor dem Vitalen, Tierischen und Wilden in der eigenen Persönlichkeit steht eine noch tiefere Angst, nämlich jene vor Konflikten, die damit verbunden sein und zu Trennungen führen könnten. Der zu niedrige Blutdruck ist eine auf die Körperebene verschobene Verdrängung der eigenen Vitalimpulse, allem voran der eigenen Aggression, die wir auch zum normalen Zugreifen im Leben benötigen. In gewisser Weise kann der niedrige Blutdruck als Ausdruck einer inneren Resignation verstanden werden, etwa: „es hat ja doch keinen Sinn, sich anzustrengen", oder „ich habe es aufgegeben, vom Leben etwas zu fordern...".

Brust
Die weibliche Brust wird krank, wenn die Frau unbewusst das Gefühl hat, für andere zu viel zu geben und dabei nicht ausreichend für sich selbst zurück zu bekommen. Die Brust hat die Funktion, anderes Leben zu nähren. Sie ist für das Neugeborene lebenswichtig. Durch die Brust wird fremdes Leben erhalten. Hinzu kommt natürlich auch der erotische Aspekt, der aber nach meiner Erfahrung z.B. beim Brustkrebs eine untergeordnete Bedeutung besitzt. Emotional ist ein tiefes Opfergefühl der Auslöser einer Brusterkrankung, vor allem bei Krebs. *„Ich bin immer für die anderen da, aber niemand ist für mich da!"; „Ich gebe und gebe und nichts kommt zu mir*

zurück. Im Gegenteil: Ich habe emotional immer weniger…";
„Ich opfere mich für andere auf (Kinder, Partner, Kollegen, Eltern…) und bleibe selber dabei auf der Strecke…" – Das sind die Glaubenssätze und Gefühle, die einer Brusterkrankung (inzwischen sogar bei Männern) zugrunde liegen. **Brustkrebs**: die aus dieser frustrierenden Situation resultierenden Aggressionen richten sich gegen die Frau. Der Krebs ist die materialisierte Aggression, die sich eigentlich gegen andere richtet, aber nicht ausgelebt wird, sondern nun gegen sich selbst destruktiv wird.

Fragen:

- *Wann genau hat das körperliche Problem begonnen? Was war davor los (1, 2 und mehr Jahre!)*
- *Welche Brust ist betroffen – rechts oder links?*
- *Linke Brust: Ich schaue ehrlich in meine Beziehung zu meinen Kindern und zu meiner Mutter – wo fühle ich mich als Opfer, ausgenutzt und im Ungleichgewicht von Geben und Bekommen?*
- *Rechte Brust: Ich schaue ehrlich meine Partnerschaft zu meinem Mann (zu Männern), zu Kollegen und zu meinem Vater (!) an – wo fühle ich mich als Opfer, ausgenutzt und im Ungleichgewicht von Geben und Bekommen?*
- *Ich finde ehrlich meine Opfergefühle, meine Aggression gegen bestimmte Menschen, denen ich zu viel gegeben habe, ohne etwas oder ausreichend zurück bekommen zu haben.*
- *Ich schaue mir ehrlich mein unbewusstes Muster an, anderen immer zu helfen und für andere da zu sein. Ich gehe tiefer und schaue mir mein Selbstwertproblem an und wie ich mich immer wieder in eine solche Situation des Ungleichgewichts gebracht habe*

Chronische Krankheit
Ein andauernd ungelöstes seelisch-emotionales Problem.
Welches Organ ist betroffen?

Darm
Der Darm wird grundsätzlich krank, wenn wir Angst haben
und loslassen müssen, ohne das zu wollen. Wie auch im
Physischen ist der Darm das symbolische Organ des
Loslassens. Zugleich sitzt im Darm ein wesentlicher Teil
unserer Angst. Darum reden wir davon, „Schiss zu haben".

    Durchfall gründet immer in Angst. (*„Ich habe Schiss"*)
Dieses Phänomen kennt fast jeder vor oder in
Prüfungssituationen. Chronischer Durchfall bedeutet eine
chronische Angst. Wovor?

    Verstopfung ist eine Reaktion auf ein Nicht-
Loslassen-Wollen. Die Bedeutung von Verstopfung ist: *„Nein,
ich will ihn/sie behalten! Nein, ich lasse nicht los!"* Oft betrifft
es Beziehungen, die nicht losgelassen werden: Kinder, die
ausziehen: Trennungen und Scheidungen; Todesfälle etc. Es
kann aber auch materielle Dinge betreffen, die dem
Betreffenden sehr am Herzen liegen und die er oder sie nicht
loslassen will.

    Der **Darmkrebs** ist fast immer eine körperliche
Reaktion auf einen menschlichen Verlust, der nicht „verdaut"
und verkraftet wird: einen Todesfall, eine Scheidung, Kinder
aus dem Haus, Enkelkind zieht weg etc. – irgendeine Trennung
in einer ganz wichtigen Beziehung.
Fragen:

- *Wann genau hat es im Körper begonnen? Was ist davor
  geschehen?*
- *Darmbluten: Worüber weint mein Darm? Über welchen
  Verlust bin ich zutiefst traurig? Wer hat mich durch*

seinen/ihren Weggang/Abweisung so tief verletzt?
- *Durchfall: Wovor habe ich gerade so große Angst?*
- *Verstopfung: Wen oder was will ich nicht loslassen, obwohl es dran ist?*
- *Darmkrebs: Welchen Beziehungsverlust kann ich nicht verkraften? Wen kann/will ich nicht loslassen, so dass ich lieber selber sterben möchte? Welche Trauer über einen Beziehungsverlust frisst mich innerlich auf?*

Demenz (inklusive Alzheimer)

Menschen, die sich für die Demenz/Alzheimer entscheiden, verabschieden sich von der Welt, ohne sterben zu wollen. Sie ziehen sich in eine egozentrische Zwischenwelt zurück. Die soziale Menschenwelt ist ihnen zu viel, zu komplex, zu anstrengend, zu herausfordernd... Sie haben extreme Widerstände gegen den Gang der Welt und wollen an dem gefühlten Chaos, das sie überfordert, nicht mehr teilnehmen. Zugleich wollen sie aber auch nicht sterben. Vielmehr ziehen sie sich in eine mentale Welt des eigenen Egos zurück, in welcher sie sich ungeniert und unkontrolliert ihren wirklichen Gefühlen hingeben, die zumeist im totalen Gegensatz zu lebenslangen sozialen Rollen stehen. Das Ausleben infantiler, anarchistischer und archaischer Impulse ohne jede Reue und Kontrolle ist ihr Gewinn aus der Situation. Demenz ist der Freibrief, allen Gefühlen moralisch unkontrolliert freien Raum zu lassen. Oder mit anderen Worten: Demenz ist die unbewusste Wahl infantil-anarchistischer Freiheit. Deshalb betrifft dieser Zustand vor allem Menschen, die in starken sozialen Rollen gelebt haben und wichtige archaische Impulse lebenslang unterdrückt hielten. Da unsere globale, viel zu komplexe und unüberschaubare moderne Welt die Menschen grundsätzlich überfordert, wird die Demenz weiter zunehmen. Demenz kann noch eine andere Ursache in unserer Seele haben: Mit zunehmendem Alter lässt unsere Kraft nach, damit auch die Intensität unserer Verdrängung. In diesem Prozess, der ca. ab dem 50. Lebensjahr spürbar wird, wollen seelische Gefühle in unser Bewusstsein steigen, die wir in frühester Kindheit abgespalten und verdrängt hatten. Es sind negative Gefühle von Trauer, Verlassenheit, emotionalem Mangel etc. Wir hatten diese Gefühle in der frühen Kindheit abgespalten, um dem Lebenskampf gewachsen zu sein. Nun, im letzten Drittel unseres Lebens, wollen diese Gefühle wieder in unser Bewusstsein steigen und in unsere Gesamtpersönlichkeit integriert werden. Diese Integration ist immer mit einer oft langen Krise verbunden, die sich meist als Depression zeigt. Denn viele nicht geweinte Tränen aus unserer Kindheit wollen abfließen. Menschen, die sich weigern, diesen abgespaltenen emotionalen Teil bewusst zu integrieren, fliehen auch oft in die Demenz. Die Verweigerung der emotionalen Arbeit der Integration früher Gefühle kann sogar zu Krebs und zum frühen Tod führen.

Diabetes

Die Botschaft der Zuckerkrankheit ist: Mein Leben hat die Süße verloren. Diabetes kann als eine auf die **Bauspeicheldrüse** verdrängte Depression verstanden werden. Etwas ist geschehen, das mich traurig macht und auf mein gesamtes Lebensgefühl übergegriffen hat. Darum schlägt die Zuckerkrankheit normaler Weise auch auf die Augen (siehe dort): ich will etwas nicht sehen, was eingetreten ist und mich traurig macht. Diabetes ist in den Körper verdrängte depressive Resignation: „*Mein Leben ist nicht mehr süß und schön – so ist es nun... ich resigniere, statt etwas zu verändern...*"
Fragen:
- *Was ist geschehen, das mein Leben so traurig macht?*
- *Was brauche ich, damit mein Leben wieder „süß"*
  wird?

- *Was muss ich verändern, damit ich wieder Freude am Leben habe?*
- *Warum habe ich resigniert und glaube nicht mehr an Veränderung?*
- *Ist es mir zu anstrengend, selber mein Leben zu verändern?*
- *Will ich den Rest meines Lebens in dieser Resignation verharren oder bin ich bereit, mutig mein Leben zum Positiven zu verändern?*

Ellenbogen
Stehen für den Richtungswechsel. Sie werden krank, wenn wir Widerstände haben, in einer konkreten Situation die Richtung unseres Denkens und Handels zu ändern. Der linke Ellenbogen reagiert auf Widerstände im Bereich unserer Beziehungen, vor allem der Partnerschaft. Der rechte Ellenbogen reagiert auf Widerstände im Bereich unserer Arbeit und unserer bewussten Entscheidungen, die wir getroffen haben.
Fragen:
- *Gegen welche Richtungsänderung in meinem Leben habe ich gerade Widerstände?*
- *Welche Veränderung wird mir gerade von außen aufgenötigt, die ich nicht will?*

Epilepsie
Diese Krankheit gehört zum kleinen Kreis der Störungen, deren Ursache geistige Besessenheit ist (siehe auch „Milz" und „Schizophrenie"). Ein Geistwesen ist von außen in den Betreffenden eingedrungen und wohnt jetzt in ihm/ihr. Die Selbstverantwortung liegt insofern bei dem Betroffenen, weil er oder sie sich dafür geöffnet hat. Es gab eine auslösende Situation, die zu dieser Öffnung für das fremde, destruktive Geistwesen geführt hat. Oft ist es der Genuss von Alkohol, sexuelle Exzesse, spirituelle Experimente (z.B. ein Reiki-

Seminar oder ähnliches), nachgeburtliches Vakuum bei Frauen und andere Krankheiten oder Krisensituationen.

Für die Schulmedizin ist die Epilepsie nicht heilbar, was zwingend erscheint, wenn wir wissen, dass die Ursache spirituell ist. Deshalb ist Epilepsie auch nur spirituell heilbar, z.B. durch Gebete, Zeremonien etc. Die Mitwirkung des Betroffenen spielt dabei eine große Rolle.

Erbrechen

Ich finde gerade etwas in meiner aktuellen Lebenssituation, eine Erfahrung *„zum Kotzen"*. Ich schaue genau hin, was es ist. Mein Problem ist direkt in der Gegenwart, also ganz aktuell.

Essen – zu viel

Emotionaler Mangel ist die seelische Ursache von Esssucht. *„Ich bekomme zu wenig Liebe und Zuwendung"* ist die tiefste Überzeugung. Zugleich dient die körperliche Fülle als Schutz gegen weitere Verletzungen und Angriffe. Das Essen ist eine Ersatzhandlung. Was auf seelisch-emotionalem Weg nicht mehr zu dem Menschen kommt: Liebe, Verständnis, Zuwendung, Geborgenheit – das versucht er nun auf dem oralen Wege sich selbst zu geben. Da andere Menschen im eigenen Umfeld als kalt, aggressiv oder dominant erlebt werden, wird der Fettpanzer zum Bollwerk gegen weitere Verletzungen und gegen die „kalte Welt".

In der Regel neigen zwei Gruppen von Menschen zum Ersatzessen: Beziehungsorientierte haben ein Grundproblem, nicht natürlich aggressiv sein zu können, sich durchzusetzen und auch mal ‚Nein' zu sagen. Deshalb lassen sie sich ausnutzen, werden zu Helfern, müssen immer die Guten sein und erleben auf Dauer ein massives Ungleichgewicht zwischen ihrer liebenden Hingabe an andere und dem daraus entstehenden Ungleichgewicht. Denn es fließt viel zu wenig zurück an Liebe, Anerkennung und Zuwendung. Dieser Frust wird jetzt durch Essen ausgeglichen. Es ist ein Suchtverhalten, ähnlich dem Alkoholismus. Durch das Essen „belohnt" sich der Mensch, er glaubt, sich etwas Gutes zu tun, er tröstet sich mit Essen. Der kurze sinnliche Genuss ist Frustausgleich. Glaubenssätze sind: *„Ich bin nicht liebenswert, andere sind wertvoller als ich; ich komme in der Liebe immer zu kurz; ich bin ungeliebt..."*

Die andere Gruppe sind die ordnungs- bzw. machtorientierten Menschen: Das Grundproblem ist dasselbe: mangelnde Liebe, Zuwendung, Wärme und Bestätigung. Diese Menschen werden äußerlich und innerlich zum „Panzer", wenn sie das Essen als Frustausgleich für sich erschaffen haben: sie nörgeln viel, sind ständig unzufrieden, neigen dazu, andere zu dominieren und vermitteln den Eindruck, niemals zufrieden zu sein. Auch hier ist das Essen Frustausgleich, nur mit einer stark aggressiven Note. Glaubenssätze: *„Ich bin schlecht und ungeliebt; die Welt ist schlecht und ungerecht; immer komme ich zu kurz; ich muss immer kämpfen, um mein Recht zu bekommen; ich bin nicht liebenswert..."*

Veränderung ist niemals durch Diäten möglich, sondern nur durch die positive Veränderung der zugrundeliegenden negativen Glaubenssätze.

Essen – zu wenig

Resignation dem Leben gegenüber: *"Ich will nicht da sein; es hat sowieso keinen Sinn, sich anzustrengen; mir steht es nicht zu, zu leben."* Es handelt sich um ein massives Selbstwertproblem. Das zu wenige Essen ist ein Fluchtverhalten, ein resignierter Rückzug. Auch ein Gefühl, grundsätzlich vom Leben überfordert zu sein und das alles nicht zu schaffen, kann eine mentale Ursache dieser Essstörung sein.

Familienkrankheiten

In vielen Familien wiederholen sich Krankheiten, wie z.B. Krebsleiden, Depressionen, Haarausfall etc. Die Schulmedizin erklärt das mit genetischen Anlagen. Ich erkläre diese Wiederholung mit der unbewussten Übernahme der Verdrängungsmuster der Eltern durch die Kinder. Alle Kinder neigen dazu, die unbewussten Ängste und Glaubenssätze der Eltern ebenso unbewusst zu übernehmen. Denn diese Ängste bilden das grundlegende emotionale „Energiefeld" des Kindes. Beispiel: Die Eltern haben nach dem Krieg gehungert und sind ausgebombt worden. Daraus entstanden erhebliche Ängste existenzieller Art. Die Kinder nehmen diese Ängste auf, ohne jemals eine auch nur annähernd ähnliche Erfahrung damit verbunden zu haben. Jetzt bekommen die Kinder auch, wie die Eltern, ein extrem stark ausgeprägtes Sicherheitsbedürfnis, können schlecht loslassen und wegschmeißen, werden zu Sammlern etc. So entstehen Charaktere und schließlich sogar ein Nationalcharakter.

Genauso funktionieren Familienkrankheiten. Unbewusst geben die Eltern den Kindern die Art und Weise vor, wie mit Gefühlen umgegangen wird. Da alles auf der unbewussten Ebene abläuft, ist die Krankheit der Älteren eine unbewusste Information und Prägung für die Jüngeren. In Familien ist die Art und Weise der Verdrängung von Gefühlen meist vorgegeben. Deshalb werden als Ergebnis dieser Verdrängung dieselben Krankheiten immer wieder erschaffen. In Familien, in denen Aggressionen grundsätzlich verdrängt werden, ist der Krebs die konsequenteste Ausdrucksform. In Familien, in denen ein hoher Leistungsdruck herrscht (auch unausgesprochen und damit noch viel selbstverständlicher), werden die männlichen Mitglieder immer wieder an Haarausfall leiden, hohen Blutdruck entwickeln und vermutlich am Herzinfarkt sterben. In Familien, in denen Opfergefühle gepflegt werden, werden sich Blasenleiden mehren,

Depressionen und ähnliches. Familien, in denen emotionaler Druck weitergegeben wird, erfahren oft eine Wiederholung von Asthma etc.

Die wiederkehrende Krankheit in einer Familie zeigt, wie in dieser Familie mit Gefühlen und emotionalen Problemen umgegangen wird.

Eine andere Ursache besteht darin, wenn Kinder zu Stellvertretern der Eltern werden. Viele Krankheiten von Kindern sind im Rahmen der Familie Stellvertreterkrankheiten. Das kann bis zum Tod eines Kindes gehen, wenn ein Elternteil die Familie verlassen will (*„Bevor du gehst, Vater/Mutter, gehe lieber ich!"*). Manche Kinder werden und bleiben nur deshalb krank, um damit die Familie vor dem Auseinanderfallen zu retten. Das ganze Ausmaß der Beziehungen unter den Familienmitgliedern kann ich hier nur andeuten, aber nicht ausführlich behandeln. Nach meiner Erfahrung sollte auch im Einzelfall sehr genau hingeschaut werden, was ich hier nicht leisten kann und will.

Finger
Daumen: steht für Sorgen, die wir uns machen
Zeigefinger: steht für Angst und unser Ego
Mittelfinger: steht für Aggression und Sexualität (Stinkefinger; „fuck you!")
Ringfinger: steht für unsere Bindungen und Trennungen
Kleiner Finger: steht für unsere Rolle in unserer Familie (sowohl Herkunfts- als auch die Gegenwartsfamilie)
Grundsätzlich gilt wieder: linke Hand: Beziehungen bzw. Mutter; rechte Hand: Arbeit/Welt bzw. Beziehung zum Vater/männlichen Partner.
Fingernägel: Schutz. Wo fühle ich mich ungeschützt? Wo reißt mein Schutz ein?

Füße

Zeigen uns unseren Stand im Leben. Wenn unsere Füße krank werden, können wir nicht mehr gehen und/oder stehen. Ein *Vorangehen im Leben* ist uns nicht möglich, ein Widerstand in uns blockiert uns. Wenn wir auch nicht mehr stehen können, ist unser gesamter *Stand im Leben* betroffen.

Fußpilz: Pilz an sich entsteht in der Natur immer nur an Sterbendem oder Totem, also an Altem. Erschaffen wir uns einen Pilz, so handelt es sich um ein *altes* emotionales Problem. Worum es genau geht, können wir an der Stelle am Fuß ablesen (siehe Finger). Der **Fußpilz** steht für ein altes und grundlegendes (Fuß = Fundament) emotionales Problem meist mit unseren Eltern bzw. einem Elternteil, eine alte Verletzung/Wunde „frisst" an uns.

Linker Fuß: Beziehungen/Partnerschaft/ Mutter

Rechter Fuß: Arbeit/bewusste Entscheidungen/Vater/Welt-Kontakt

Fußnägel: Schutz. Wo fühle ich mich ungeschützt? Wo reißt mein Schutz ein?

Fußsohle: Probleme mit dem Stand im Leben; Probleme aus früheren Leben, die wir noch nicht aufgelöst haben

Fragen:

- *Wo will ich gerade nicht hingehen?*
- *Was blockiert mich, weiterzugehen?*
- *Warum fällt es mir gerade schwer, für mich selbst einzustehen?*

Furunkel/Abszesse

sind die Steigerung von Pickeln. In ihnen manifestiert sich eine starke Wut. Ein emotionales Problem ballt sich an einer Stelle des Körpers zusammen – wo? Das ist entscheidend für den Zugang zum Erkennen. Oft ist es der Hintern, an dem sich ein Furunkel entwickelt. Für diesen Fall gilt der Satz aus dem Volksmund: *„Das geht mir am Arsch vorbei"* – NICHT. Eine hoch-emotionale Geschichte ist dir eben *nicht* am Arsch vorbeigegangen, sondern dort als Furunkel hängen geblieben. Du kannst dich fragen:

- *Welches emotionale Ereignis habe ich ignoriert und verdrängt?*

Galle

Steht für die Verarbeitung von Aggressionen. Sie wird krank, wenn wir über lange Zeit Aggressionen verdrängen („Gift und Galle spucken") Wenn die Galle krank wird, gibt es oft ein tiefes unbewusstes Muster, dass uns daran hindert, normal und natürlich aggressiv zu sein, etwa Glaubenssätze wie: „Ich muss immer der/die Gute sein"

Fragen:

- *Über wen habe ich mich sehr geärgert?*
- *Welche Wut gestehe ich mir gerade nicht ein?*

Gebärmutter - das mütterliche Prinzip

Gesundheitliche Probleme mit der Gebärmutter haben nach meiner Erfahrung immer die Ursache in mütterlichen Schuldgefühlen den eigenen Kindern gegenüber. Der Gebärmutterkrebs ist eine körperliche Reaktion auf ein dramatisches Schuldgefühl, hinter welchem oft eine Abtreibung steht, auf jeden Fall aber das Gefühl, als Mutter total versagt zu haben. *„Ich habe als Mutter schwere Schuld auf mich geladen"; „Ich habe es verdient, zu sterben"* (bei Krebs). Gebärmutterkrebs ist massive unbewusste Selbstbestrafung. Eine Frau „richtet" sich selbst unbewusst als Sühne für die eigene Schuld. Auch wenn nicht ein so tiefer Eingriff wie eine Abtreibung die Ursache für Gebärmutterprobleme ist, so doch immer ein Gefühl, das Kind zu wenig geliebt oder ihm zu wenig gegeben zu haben. Selbst Frauen, die niemals Kinder bekommen haben, können sich gerade dafür richten und verurteilen, weil ihre Mutter oder

65

andere Bezugspersonen das erwartet haben und sie sich nun als Versagerin, als nicht vollwertige Frau fühlen. Für die Heilung ist es zwingend notwendig, diese Schuldgefühle als Mutter (oder als Nicht-Mutter = Versagerin) ins Bewusstsein zu holen und dort zu bearbeiten. Bei Krebs ist eine psychotherapeutische Unterstützung dringend angeraten.

Fragen:

- *Wo habe ich als Mutter das Gefühl, versagt zu haben?*
- *Warum drücken mich Schuldgefühle?*
- *Welche meiner Taten und Entscheidungen sind die Ursache meines Schuldgefühls?*
- *Gab es eine Abtreibung? Freigabe zur Adoption? Abwendung vom Kind?*
- *Konnte ich eines meiner Kinder innerlich nicht wirklich annehmen?*
- *Was kann ich tun, um mir selbst zu vergeben?*
- *Wenn es keine Kinder gibt: Verurteile ich mich selbst dafür? Werte ich mich als Frau selber ab?*

Gehirn

Das Gehirn ist unser „Kontrollator", unsere Steuer- und Kontrollinstanz. Es repräsentiert das wache und wachende, aber auch das wertende und erwachsene Bewusstsein. Krankheiten des Gehirns deuten generell auf ein akutes Bedürfnis, aus der eigenen Lebenssituation mental auszusteigen.

Die **Gehirnhautentzündung** basiert auf einer entzündeten familiären Situation, aus welcher der Betroffene heraus will. Die Botschaft lautet: *„Ich kann in diesem Konflikt nicht mehr leben, in den mich die Familienkonstellation gestellt hat!"*. Die Meningitis ist ein Fluchtversuch. Der Kranke ist ein Symptomträger eines größeren Konflikts in der Familie und er/sie ist diesem Druck nicht mehr gewachsen. Der Kranke macht „den Kopf zu" wie der Volksmund sagt, er steigt mental vollkommen aus. Der notwendige Krankenhausaufenthalt holt ihn aus der Familie heraus – ein wichtiger positiver Nebeneffekt.

Fragen:

- *Welcher Familienkonflikt ist die Ursache der Krankheit?*
- *Welche spezielle Rolle habe ich darin übernommen?*
- *Welche Delegation von meinen Eltern oder nahen Verwandten steht dahinter?*
- *Wessen Leid/Not/Problem glaub ich tragen zu müssen?*

Gehirnblutungen,

die zu Langzeitschäden und Behinderungen führen, sind Ausdruck eines unbewussten Wunsches, nicht erwachsen zu sein, nicht die volle Verantwortung für das eigene Leben übernehmen zu wollen. Sie führen in der Regel dazu, dass der/die Betreffende wieder „Kind" wird. Die Behinderung bringt den Menschen in die Familie zurück oder aber in eine familienähnliche Umgebung. Ein tiefes Bedürfnis nach Regression ist die unbewusste Ursache solch schwerer Gehirnblutungen. Der/die Betreffende will aus dem Erwachsensein aussteigen und tut das mit Hilfe der Gehirnblutung.

Fragen:

- *Warum will ich aussteigen und nicht mehr erwachsen sein?*
- *Was genau macht es mir so schwer, die volle Selbstverantwortung für mein Leben zu tragen?*
- *Wie bin ich zu dem Gefühl gekommen, als Erwachsener versagt zu haben?*

Der **Gehirntumor**

ist eine Selbstbestrafung für das eigene Versagen in einem viel zu hochgesteckten Anforderungsniveau. Er wird von sehr kontrollierten Menschen erschaffen, die der eigenen Rationalität viel zu hohe Bedeutung beimessen. Der „Kontrollator" wendet sich gegen die eigene Gesundheit. Auf der bewussten Ebene entspräche dem Gehirntumor der Kopfschuss eines Selbstmörders.

Fragen:

- *Was genau sind meine unbewussten Ansprüche an mich selbst?*
- *Für welches Versagen richte ich mich gerade unbewusst?*
- *Wie kann ich mein hammerhartes Wertesystem aufweichen und positiv verändern?*
- *Welche Glaubenssätze über mich selbst stecken hinter dieser Krankheit?*
- *Wofür sollte ich mir selbst vergeben?*

Gelenke

Die Gelenke werden krank (Rheuma, Arthrose und ähnliches), wenn wir Widerstand gegen einen Richtungswechsel in unserem Denken und unserer mentalen Ausrichtung haben. Unsere Gelenke stehen symbolisch für den Richtungswechsel, was ja auch körperlich offensichtlich ist. Wenn Menschen aus einer inneren Sturheit oder Angst heraus die Richtung ihrer Gedanken nicht ändern wollen, dann werden die Gelenke krank und der Schmerz lässt uns den inneren Widerstand fühlen.

Fragen:

- *Welcher Richtungswechsel wird mir gerade vom Leben oder von anderen Menschen "aufgezwungen"?*
- *Aus welcher Angst heraus fällt es mir so schwer, meine Ausrichtung im Leben zu verändern, obwohl es für mich besser wäre?*

- *Will ich weiterhin stur gegen meine eigene Veränderung ankämpfen und mich auf diese Weise selbst lähmen?*
- *Ich schaue meine Lebenssituation ehrlich an: ist sie wirklich so angenehm, dass ich mich gegen eine Veränderung innerlich so sträuben muss?*
- *Oder habe ich nicht viel Positives mit einer Veränderung meines Denkens und meiner Einstellung zu gewinnen?*

Gesäß

Was an unserem Hintern hängen bleibt, sind all jene Erfahrungen, Ereignisse und die damit zusammenhängenden negativen Gefühle, die uns – wie der Volksmund sagt – *„nicht am Arsch vorbeigegangen sind"*. Damit meine ich besonders Pickel, Furunkel und Abszesse (siehe dort). Zumeist sind es Hautprobleme, die uns am Hintern zu schaffen machen. Die grundlegende Frage lautet also: *„Wer oder was ist dir eben nicht am Arsch vorbeigegangen?"* Wieder bezieht sich die Suche auf Gefühle, die mit ganz konkreten Menschen und Ereignissen verbunden sind.

Geschlechtsorgane

Die Bedeutung unserer Geschlechtsorgane bedarf eigentlich keiner weiteren Erklärung: sie stehen für unsere männliche bzw. weibliche Sexualität und alle damit verbundenen Probleme. In jedem Fall solltest du deine Sexualität ehrlich anschauen, wenn du in diesem Bereich körperliche Probleme bekommst. Oft spielt eine Unzufriedenheit mit dem Partner eine Rolle oder negative frühere Erfahrungen wie Missbrauch oder ähnliches. Negative Glaubenssätze wirken sich auch krankhaft auf die Geschlechtsorgane aus, wie z.B. *„Ich bin eine Niete im Bett!"*; *„Ich bekomme keinen Orgasmus und bin deshalb eine Versagerin"* etc.

Geschlechtskrankheiten

Der Glaube an Schuld und sexuelle „Unreinheit" scheint mir die seelische Ursache von Geschlechtskrankheiten zu sein. Sie sind eine Selbstbestrafung für unbewusste Schuldgefühle im Bereich der eigenen Sexualität. Die Meditation der Selbstheilung sollte den gesamten Bereich der Partnerschaft ableuchten. Es gibt ein unbewusstes Schuldgefühl bzw. einen oder mehrere negative Glaubenssätze über den eigenen Wert als Sexualpartner.

Fragen:

- *Was sind deine unbewussten Glaubenssätze über deine Sexualität?*
- *Welches Schuldgefühl plagt dich in diesem Bereich?*
- *Wofür bestrafst du dich mit dieser Krankheit?*

Gürtelrose (Herpes Zoster)

Biologisch ist die Gürtelrose die Reaktivierung eines Virus, der seit unserer Windpocken-Erkrankung (siehe dort) in der Kindheit in uns schlummert. Genau darin liegt die Symbolik: ein altes emotionales Problem aus unserer Kindheit wird - zumeist in reiferen Lebensjahren- wieder aktuell, weil es ungeklärt und nicht aufgelöst ist. Wichtig ist dabei zu schauen, welcher Körperteil (welche Hautpartien) von der Krankheit betroffen ist. Bei der Gürtelrose handelt es sich um ein emotionales Problem, das uns an die Nerven geht. Denn es ist eine Entzündung des Hautnervs. Eine intensive Beschäftigung mit einem alten, ungelösten Problem, welches bis in unsere Kindertage zurück reicht, steht an.

Fragen:

- *Welches Körperteil/Hautpartie ist betroffen?*
- *Was genau geht mir derzeit an die Nerven und unter die Haut?*
- *Wer oder was regt mich derzeit mächtig auf?*
- *Welchen Zusammenhang gibt es mit meinen*

Kindheitserfahrungen und frühen Mustern?
- *Worin besteht der roten Faden meines Problems aus der Kindheit und jetzt im reifen Alter?*

Haare

Stehen für Kraft und Stärke. Haarausfall ist eine körperliche Reaktion auf seelischen Stress und emotionalen Druck. Ursachen von Haarausfall sind Gefühle von Leistungsdruck, Überforderung: *„Ich schaffe das nicht! Ich bin nicht gut genug!"…*

In unserer Leistungsgesellschaft wird der Druck immer größer, was dazu geführt hat, dass immer mehr junge Männer eine Glatze bzw. dünnes Haar bekommen. Frauen fallen die Haare aus, wenn sie in stress- und druckintensiven Berufen arbeiten oder durch solche Lebenssituationen gehen. Auch Eheschließungen und Kindsgeburten können einen solchen emotionalen Druck ausüben und zu Haarausfall führen.

Fragen:
- *Was setzt mich gerade emotional stark unter Druck?*
- *Wie sieht es mit dem Leistungsdruck in meiner Situation aus?*
- *Was stresst mich emotional so dermaßen?*
- *Bei früher Glatze: ich schaue mir mein leistungsorientiertes Elternhaus an. Ich bin damit groß geworden und empfinde es vielleicht als „normal". Ich habe die inneren Leistungsanforderungen meiner Eltern/meines Umfeldes übernommen.*

Hämorriden

Eine alte Verletzung aus einer Beziehung wird festgehalten. Das behindert das Loslassen als Ganzes (Stuhlgang). Wenn auch noch Blut austritt, weinen wir immer beim Loslassen. Dahinter stecken Opfergefühle und eine Einstellung: *"Lieber den Schmerz behalten als gar nichts."*
Fragen:
- *Welche Verletzung halte ich unter Schmerzen fest?*
- *Warum fällt es mir so schwer, loszulassen?*

Hals

Der gesamte Halsbereich steht symbolisch für unseren Selbstausdruck, also für unsere oft als „egoistisch" abgestempelten Bedürfnisse. Besonders unsere Aggressionen, unsere „Beschwerden" und scheinbar negative und verletzende Worte wollen nicht durch den Hals, weil wir Angst haben, dafür bestraft oder abgelehnt zu werden. Daher kommt das Sprichwort: *„Ich habe einen dicken Hals!"*. Der Halsbereich wird krank, wenn wir Angst haben, unseren Ärger, unser Unwohlsein oder unsere Ich-bezogenen Bedürfnisse auszusprechen.

Hand

Unsere Hände dienen dem Nehmen/Zugreifen und dem Geben. Sind die Hände krank, so zeigt das ein emotionales Problem mit diesem Bereich. Die rechte Hand steht für unser Geben und Nehmen im Bereich der Welt/Arbeit, die linke Hand für unser Geben und Nehmen im Bereich unserer Beziehungen und Bindungen. Die Ursachen für ein solches Problem können sehr vielfältig sein. Es hilft, genauer hinzuschauen und die Details zu beachten: was genau ist betroffen? Die Haut, die Finger, die Gelenke, welche Seite…?

Woran genau hindert mich mein Handproblem? – Am Zugreifen, Arbeiten, Streicheln...?

Es gibt sehr schlimme Erfahrungen aus der Kindheit, die Menschen über viele Jahre daran hindern, ihre Hände auf normale und gesunde Weise zu benutzen. Das Grimm-Märchen *„Das Mädchen ohne Hände"* erzählt die Geschichte von einem Mädchen, das von seinem Vater an einen pädophilen zum sexuellen Missbrauch gegen Geld freigegeben wurde, worauf ihm die Hände abgehackt wurden. Tatsächlich ist es sehr wahrscheinlich, dass sich eine solche Erfahrung an den Händen physische manifestieren würde. Ich hatte einen solchen Fall in meiner Arbeit: eine Frau, die lebenslang schlimme Ausschläge an beiden Händen hatte mit einer sehr ähnlichen Geschichte wie im Märchen. Handprobleme haben zumeist den Glaubenssatz zur Ursache: *„Ich bin es nicht wert, zuzugreifen"* Nach meiner Erfahrung haben Handprobleme immer negative Glaubenssätze über den Wert der betroffenen Person zur Ursache.

Haut

Die Haut ist unser Kontaktorgan, sie wird krank, wenn wir uns seelisch durch andere verletzt fühlen, diese Verletzung aber nicht bewusst fühlen wollen. Auch ist die Haut in besonderer Weise mit unserem Nervensystem verbunden, deshalb der Spruch im Volksmund *„etwa ist mir unter die Haut gegangen"*. Was immer uns „unter die Haut geht" wird sich auch auf der Haut als physisches Problem manifestieren, ganz besonders bei sensiblen Menschen.

Im Vordergrund steht hier die **NEURODERMITIS**: sie bricht fast immer bei Kindern aus. Hintergrund ist eine seelische Verletzung durch die Eltern oder ein Elternteil. Das Problem: das Gefühl mangelnder Liebe, fehlender Geborgenheit, nicht vorhandener emotionaler Schutz.

Kinder, die bereits im Mutterleib das Gefühl haben, nicht

willkommen oder nicht ausreichend geliebt und angenommen zu sein, werden heutzutage schon mit Neurodermitis geboren.

Die **SCHUPPENFLECHTE** (siehe dort) ist ein Ergebnis eines langanhaltenden emotionalen Problems, meist mit einem anderen Menschen oder einer Gruppe. Die Schuppenflechte ist gleichsam der „Stress der Haut" und spiegelt damit inneren emotionalen Stress. Die Schuppen bilden eine Art „Panzer", der uns vor dem Stress und den Angriffen der anderen schützen soll.

Herz

Unser Herz wird krank, wenn wir uns selbst nicht ausreichend lieben. In allen Kulturen ist das Herz das Symbol der Liebe. Doch anders als vielleicht erwartet, wird das Herz nicht dadurch krank, dass andere Menschen uns nicht ausreichend lieben (dann würden z.B. eher die Lunge und die Niere krank werden), sondern wir uns selbst nicht.

Am Herzinfarkt erkranken - oder sterben – Menschen, die den Glaubenssatz ganz tief verinnerlicht haben: *„Ich bin nicht gut genug! Ich bin schlecht!"*. Diese Menschen können ihren eigenen sehr hohen Erwartungen an sich selbst (Perfektionismus) nicht mehr gerecht werden und bestrafen sich dann selbst durch den Herzinfarkt. Da diese Menschen schon das ganze Leben unter der Beweislast standen, sich selbst und den anderen durch ständige Höchstleistungen das Gegenteil ihres negativen Glaubenssatzes zu beweisen, ist der Körper natürlich auch verbraucht, das heißt: diese Menschen haben sich meist lebenslang leistungsmäßig überfordert. Ihnen fällt es auch sehr schwer, die eigenen Gefühle anzunehmen, vor allem die eigenen Aggressionen.

Fragen:

- *Was kann ich dafür tun, mich selbst lieben zu lernen?*
- *Kann ich die Liebe der anderen Menschen für mich nicht annehmen?*

- *Es wird höchste Zeit, meine negativen Glaubenssätze über mich selbst loszulassen: Welche positiven Erfahrungen brauche ich jetzt?*
- *Ist mir die Anerkennung der anderen wirklich so wichtig, dass ich meinen Selbstwert so sehr davon abhängig gemacht habe?*

Hoden

Stehen für die männliche Sexualität und Fortpflanzung. Krankhafte Zustände der Hoden zeigen dem Mann ein unbewusstes Problem mit der eigenen männlichen Sexualität und Sexualenergie. Negative Glaubenssätze über die eigene Männlichkeit sind in jedem Fall eine Ursache. Auslöser ist zumeist eine konkrete Situation mit der Partnerin oder der Mutter bzw. mit dem homosexuellen Partner.

Husten

Aggressionen entladen sich: ich belle die Welt an. Mir passt etwas nicht, aber ich finde keine Worte dafür. Im Husten entlädt sich eine tiefe momentane Unzufriedenheit (siehe Atmungsorgane). Der Hustende will auf sich aufmerksam machen: *„Hört ihr mich?! Ich belle euch an! Mich kotzt nämlich gerade etwas Bestimmtes ganz schön an, ich kann es euch aber nicht sagen, weil ich Angst davor habe."*
Fragen:
- *Was genau macht mich gerade so unzufrieden?*
- *Wen genau belle ich eigentlich an? Gegen wen habe ich Aggressionen?*
- *In welchen Situationen tritt mein Husten besonders auf?*
- *Wann ist mein Husten still?*
- *Wen nerve ich damit?*

Hypochondrie

Menschen, die sich ständig für krank halten oder große Angst vor schwerwiegenden Krankheiten entwickeln, kompensieren mit dieser Angst ein unbewusstes Bedürfnis, durch eine solche Krankheit aus dem Leben auszusteigen. Hypochondrische Menschen fühlen sich lebensschwach und von den Herausforderungen des Lebens überfordert. Im Unbewussten spielen sie mit der Möglichkeit, durch eine tödliche Krankheit ganz aus diesem schweren Leben auszusteigen oder wenigstens teilweise durch das Erschaffen einer schwerwiegenden Krankheit, die ihnen die Möglichkeit geben würde, aus der von ihnen so empfundenen permanenten Überforderungssituation auszusteigen.

Juckreiz

Ist ein Signal, ein Ruf der Seele: „*Schau mal hier genauer hin!*" Der Juckreiz lenkt unsere bewusste Aufmerksamkeit auf ein bestimmtes Organ, ein Körperteil bzw. eine ganz bestimmte Stelle des Körpers. Dort gibt es etwas zu entdecken für unser Bewusstsein. Das Kratzen ist die körperliche Antwort auf den Juckreiz. Um das Jucken abzustellen, bedarf es einer bewussten Antwort. Im Volksmund haben wir den Ausdruck „*das juckt mich nicht*", was meint, dass wir etwas ignorieren, wir lassen einen Sachverhalt unbeachtet an uns vorbeiziehen; wir lassen uns davon nicht betreffen. Der Juckreiz ist der körperliche Hinweis, dass mich *doch* etwas juckt, was ich im Bewusstsein lieber ignorieren und vorbeiziehen lassen möchte.

Kehlkopfentzündung

Die Botschaft lautet: Ich möchte nicht mehr reden! Lasst mich alle in Ruhe! Die Einkehr nach innen ist angesagt, Schweigen, seelisches Verdauen. Du bist frustriert, weil Menschen, die dir wichtig sind, nicht auf deine Worte gehört haben. Du hast das –

sicher noch unbewusste – Gefühl, über Worte zu viel sinnlos gegeben zu haben.

Resignation: alles Reden hat ja doch keinen Sinn! Ein wichtiger Teil dieser Resignation ist, dass deine eigenen Bedürfnisse auf der Strecke geblieben sind.

Fragen:

- *Welche meiner Bedürfnisse sind unbefriedigt?*
- *Wo genau liegt meine Ent-Täuschung?*
- *Was sind/waren deine Erwartungen an die anderen?*

Kiefer

im Kiefer – ganz besonders im Unterkiefer – sitzt unsere Kraft der Durchsetzung: Konsequenz, nötige Härte, Strenge, Macht, Dominanz etc. Am anschaulichsten zeigen uns das die vierbeinigen Raubtiere, wie alle Großkatzen, Wölfe, Füchse, Hunde usw. Alle diese Tiere töten mit der Kraft des Kiefers. Die Stärke des Kiefers entscheidet maßgeblich über das Überleben dieser Gattungen. An diesem Beispiel wird vielleicht deutlich, dass auch bei uns Menschen die Kraft und Macht des „Durchbeißens" und „Zubeißens" im Kiefer sitzt. Ein körperliches Problem mit dem Kiefer selbst zeigt uns eine innere Schwächung unserer Durchsetzungskraft an. Unentschiedenheit, Straucheln, Unklarheit in Bezug auf Entscheidungen, negative Glaubenssätze über die eigene Durchsetzungskraft sind einige innere Ursachen für Kieferprobleme.

Kinderkrankheiten

Immer wieder werde ich gefragt, ob denn die ganzen symbolischen Bedeutungen von Krankheiten auch für Kinder gelten würden – die sind doch noch so klein! Genau deshalb sind sie darauf angewiesen, ihre Probleme über den Körper auszudrücken. Je weniger Bewusstsein entwickelt ist, desto intensiver der Ausdruck des Problems auf der Körperebene.

Unser menschliches Bewusstsein benötigt ca. 12 Jahre, um voll auszureifen. Je kleiner ein Kind ist, umso wichtiger scheint mir das hier niedergelegte Wissen zu sein, um das wirkliche Problem herauszufinden, vor allem dann, wenn das Kind selbst weder reden noch denken kann.

Die „normalen" Kinderkrankheiten (Mumps, Windspocken, Röteln, Masern...) sind nach meiner Sicht der Dinge eine Einübung in die Herausforderungen des Lebens auf der Körperebene. Durch diese Krankheiten entwickeln Kinder Antistoffe, die sie stärken und Abwehrkräfte aufbauen. Natürlich haben all diese Krankheiten auch Risiken – eben wie das Leben wirklich ist. Heute ist es modern, die Kinder gegen alles Mögliche zu impfen, was früher ausgelegen wurde. Damit nehmen wir den Kindern die Möglichkeit, selber stark zu werden und selber Abwehrkräfte zu entwickeln. Kurz: wir machen unsere Kinder schwach. Ich tendiere deshalb dazu, den Kindern ihre Kinderkrankheiten zu lassen, um sie auf diese Weise mit den Herausforderungen des Lebens zu konfrontieren, damit sie stark werden und später gesund bleiben.

(siehe dazu auch mein Artikel im Anhang)

Knie

Unsere Knie reagieren krankhaft auf Gefühle der Demütigung und Benachteiligung. Umfassender noch ist die Krankheit des Knies Ausdruck einer mentalen Sturheit. Wir wollen uns nicht verändern, obwohl das von uns verlangt wird – von Menschen oder von den Umständen. Im Knie wohnt sozusagen unser Ego, das laut „nein" ruft und trotzig reagiert: *„Ich will nicht nachgeben!"*. Menschen mit Knieproblemen erleben ihr eigenes Nachgeben fast immer als Unterlegensein, als ein Besiegtwerden und vielleicht sogar als Demütigung.

Knieprobleme zeigen ein unbewusstes mentales Muster: der Betroffene denkt und fühlt stark hierarchisch: die Welt ist in oben und unten eingeteilt, in Sieger und Besiegte, in Gewinner und Verlierer.

Die symbolische Bedeutung des Knies ist leicht in allen Kulturen abzulesen: Der Kniefall als Demutsgeste ist universal in der Menschheit, ob im Gebet oder vor den großen Autoritäten wie König, Guru und Papst. Wer auf die Knie fällt vor einem anderen, zeigt damit seine Demut, seine Unterlegenheit (ich unten – du oben) und seine Wertschätzung für den anderen (du stehst vom Wert über mir). Von solchen Problemen mit dem Nachgeben, dem Unterlegensein oder dem Nicht-Rechthaben spricht das kranke Knie. Linkes Knie: schaue in deine Beziehungen/Partnerschaft/Mutter. Rechtes Knie: schaue in deine Arbeit, bewussten Entscheidungen/Vaterbeziehung

Fragen:

- *Von wem bzw. wovon fühle ich mich zum Nachgeben, zur Veränderung gedrängt?*
- *Wo will ich gerade unbedingt Recht haben?*
- *Gegen welche Veränderung habe ich gerade Widerstände?*

Kopfhaut (siehe auch Haare)

Unsere Kopfhaut wird krank, wenn wir unter emotionalem Druck oder Stress stehen. Schuppen, Ekzeme und andere Hautirritationen auf der Kopfhaut erschaffen wir immer dann, wenn wir das Gefühl haben, von außen unter Druck zu sein: Leistungsdruck (führt zu Haarausfall), Liebes- und Beziehungsdruck etc.

Kopfschmerz/Migräne

Der Kopf als solcher repräsentiert unser Bewusstsein, unsere Leitungs- und Kontrollinstanz. Und genau diese Kontrolle wendet sich gegen uns im Kopfschmerz.

Kopfschmerz und noch stärker die Migräne sind Selbst-Aggressionen. Sie kommen immer dann, wenn wir uns selbst abwerten und dann mit dem Schmerz bestrafen, weil wir in unserem eigenen Wertesystem versagt haben. Menschen, die oft und heftig Kopfschmerzen und Migräne haben, leben in einem sehr eng gefassten unbewussten Wertesystem, haben sehr hohe Anforderungen an sich selbst (und andere), mit denen sie sich selbst knechten. Sie sind sehr kritisch und selbstkritisch. Immer, wenn sie ihre eigenen hochgesteckten Erwartungen nicht erfüllen, kommt die Selbstkritik in Form des Kopfschmerzes. Ursache sind immer selbstkritische Versagens-Wertungen: *„Ich war wieder nicht gut genug!"; „Ich liebe sie/ihn nicht ausreichend; Ich bin eine schlechte Ehefrau/Mutter/Tochter .... also bin ich schlecht! Ich habe mich nicht ausreichend angestrengt und meinen eigenen Ansprüchen nicht genügt...".* Menschen mit Kopfschmerzen/Migräne haben den negativen Glaubenssatz verinnerlicht: *„Ich bin schlecht... ich bin nicht gut genug... ich habe versagt... deshalb habe ich Strafe verdient!".* Die Migräne heilst du durch neue, positive Glaubenssätze und ein Loslassen deines engen, sehr abwertenden Wertesystems.

Fragen: (immer dann, wenn der Schmerz beginnt)

- *Was genau kritisiere ich gerade an mir?*
- *Wo genau glaube ich wieder einmal, versagt oder zu wenig gemacht zu haben oder schlecht zu sein bzw. nicht gut genug?*
- *Wofür genau bestrafe ich mich gerade?*
- *Nach welchem Wertesystem richte ich mich gerade selbst?*
- *Welche positiven Gedanken brauche ich, um diesen*

Krampfadern

Das Blut, das in unseren Adern fließt, drückt auf der Körperebene die frei fließende Freude aus. Die Krampf-Ader zeigt uns an, dass diese Freude in einer bestimmten Hinsicht nicht mehr da ist, vielmehr ist ein Krampf an die Stelle getreten. Eine Situation, ein Problem, eine Realität unseres Lebens ist für uns zum Krampf geworden. Die Frage ist: Wo? Der körperliche Ort der Krampfader gibt die Richtung an. Oft sind es die Beine, an denen sich Krampfadern entwickeln. Beispiel: Krampfadern im rechten Bein lenken den Blick auf die Arbeit und die bewussten Entscheidungen, die zum Krampf geworden sind. Im linken Bein weisen dich die Krampfadern auf eine Beziehung hin, die für dich zum Krampf geworden ist. In jedem Fall zeugt die Krampfader vom krampfhaften Festhalten an einer Situation/Beziehung etc., aus der die Freude gewichen ist und nicht mehr frei fließt. Gestatte dir die Ehrlichkeit, genau hinzuschauen, was oder wer für dich zum Krampf geworden ist. Dann ist Veränderung angesagt.

Krebs

Der Krebs ist das körperliche Ergebnis eines erwachten Todestriebes. Sein Wesen ist die Aggression. Dieses aggressive, destruktive Verhalten ist auf der Körperebene eindeutig zu identifizieren: die eigenen Zellen pervertieren und beginnen, sich gegen den Menschen zu richten und ihn aufzufressen. An dieser Dynamik ist klar und deutlich das am stärksten wirkende Gefühl zu identifizieren: die verdrängte Aggression. Die Schulmedizin folgt in der Behandlung unbewusst dem Grundprinzip der Heilung: die verursachende Energie ist auch die heilenden. Deshalb wendet die Schulmedizin die aggressivste künstliche Medizin an, die wir

Menschen erschaffen haben: Die Chemo-Therapie. Aggression soll Aggression heilen.

Die Ursache einer solch dermaßen destruktiven Selbst-Aggression kann vielfältig sein. Oft ist es ein tiefes *Schuldgefühl*. In diesem Fall ist die im Krebs wirkende Aggression die Selbstbestrafung. Der Betreffende richtet sich selbst für eine Schuld bzw. sein Versagen (z.B. Gebärmutterkrebs, Gehirntumore, Prostata).

Beispiel: Eine Dame im reifen Alter von 72 Jahren kam in mein Seminar, um Impulse zur Heilung ihres Unterleibkrebses zu bekommen. Sie hatte bereits 2 Operationen sowie Chemotherapie hinter sind. In der Arbeit mit mir fand sie ein sehr altes Schuld- und Beschmutzungsgefühl für einen sexuellen Missbrauch, der sich in ihrem 8. Lebensjahr ereignet hatte, welches die emotionale Ursache ihrer Krebserkrankung war. Scham- und Schuldgefühle hatten ihre Krankheit ausgelöst.

Andere Ursachen sind *Enttäuschung* und tiefste *Trauer* (meist die Ursache von Darmkrebs). In der Seele gibt es ein energetisches Gesetz: Jede Frustration erzeugt Aggression. Im Unbewussten ist jede Trauer mit einem Gefühl der Ent-Täuschung verkoppelt. So entstehen aus Erfahrungen der Trauer Aggressionen. Sind Enttäuschung und Trauer die Ursachen, wird der Krebs bestimmte Organe befallen wie z. B. den Darm, den Magen, die Bauspeicheldrüse oder die Brust.

Eine weitere Ursache kann eine grundlegende *Resignation* sein, der Mensch hat „*die Schnauze voll vom Leben*", das ganze Leben hat seinen Sinn verloren – in diesem Fall würde er den Krebs vermutlich in der Lunge erschaffen.

Dem Krebs liegen eine oder mehrere Erfahrungen zugrunde, die derart negative Gefühle hervorgerufen haben, dass das eigene Leben dadurch in irgendeiner Weise lebensunwert geworden ist. Die mit der Frustration verbundenen Aggressionen dürfen aufgrund von Angst und negativen

Glaubenssätzen nicht ins Bewusstsein steigen und schon gar nicht nach außen abreagiert werden, sondern beginnen, sich gegen den Menschen selbst zu richten. Unbewusste Schuldgefühle verstärken und verschlimmern die Krankheit.

Beim Ausbruch eines Krebsgeschwürs ist es unbedingt wichtig, genau zu schauen, welches Organ als Erstes betroffen wurde. Denn darin liegt der Hinweis auf das zu Grunde liegende verdrängte Problem. Auch der Zeitfaktor ist wichtig. Der betroffene Mensch sollte mindestens die letzten beiden Jahre vor Ausbruch der Krankheit durchforsten, manchmal ist es günstig, noch weiter in der Zeit zurück zu gehen: was war geschehen?

Für die Heilung ist es wichtig, die verdrängten Gefühle – allen voran die Aggressionen! – ins Bewusstsein zu bringen.

Fragen:

- *Welches Organ ist betroffen (siehe Bedeutungen)*
- *Wann genau ist die Krankheit zuerst bemerkt worden?*
- *Was ist vor Ausbruch der Krankheit geschehen?*
- *Welche Veränderungen/Schicksalsschläge hat es gegeben?*
- *Welche verdrängten Gefühle sind die Ursache für den Krebs?*
- *Was kann ich tun, um diese Gefühle bewusst zu erleben und auszuleben?*
- *Was brauche ich, damit mein Leben wieder lebenswert wird?*
- *Bin ich bereit, mich wieder uneingeschränkt für das Leben zu entscheiden?*
- *Bin ich bereit, meine Opfergefühle wirklich hinter mir zu lassen?*

Leber

Wut, Aggression, Hass, Groll und Zorn machen die Leber krank, wenn sie verdrängt werden. Eine kranke Leber hat immer verdrängte Aggression zur inneren Ursache. Deshalb werden vor allem solche Menschen an der Leber krank, die sich ihre eigenen Aggressionen nicht eingestehen.

Fragen:

- *Was hat mich so wütend gemacht?*
- *Über wen habe ich mich so sehr geärgert?*
- *Welches Gedankenmuster hindert mich, mir meine Aggressionen einzugestehen?*
- *Muss ich vor mir selbst und anderen immer der Gute sein? Warum?*
- *Bewerte ich Gefühle negativ?*

Leistenbruch

Die Leiste bricht aus Angst. Eine Situation ist eingetreten, in der ich die Fassung verloren habe. Die „Fassung" ist in diesem Fall unser Bindegewebe, das kaputtgeht und dadurch unsere „Eingeweide" nach außen treten. Das gerissene Bindegewebe meines Bauches zeigt mir den Angst-Riss in meiner Seele. Eine Situation überfordert mich. Sie öffnet aber auch ein Tor zu meinem Inneren, leider nur auf der Körperebene. Nutze diese Botschaft, um in dich hinein zu hören. Denn die positive Botschaft lautet: Ich bin gerade offen!

Fragen:

- *Was genau lässt dich gerade deine innere Fassung verlieren?*
- *Wo fühlst du dich derzeit überfordert?*
- *Welche inneren (unterdrückten) Gefühle und Botschaften wollen in dein Bewusstsein?*

Lunge

Die Lunge repräsentiert unser Gesamtverhältnis zum Leben an sich. Der Atem ist der „Odem des Lebens", das Ein- und Ausatmen ist die Urbewegung des Lebens – die Kontraktion. Die Lunge wird krank, wenn unser Leben uns nicht mehr lebenswert erscheint bzw. eine große Unzufriedenheit mit dem Leben als Ganzem besteht.

Die Lungenentzündung ist ein Alarmzeichen, dass unser Lebensnerv angegriffen ist; eine Situation ist eingetreten, die nicht nur Teilbereiche unseres Lebens, sondern alles betrifft: *unseren Lebensnerv und unseren Lebenswillen.* In der Lunge als Organ sitzt sozusagen unser Lebenswille. Dieser ist direkt abhängig von der LIEBE in unserem Leben. Wenn keine oder zu wenig Liebe in unserem Leben ist, wird es sinnlos und leer. Davon spricht die kranke Lunge: das durch mangelnde Liebe sinnlos gewordene Leben. Die Lunge spricht uns von der Ur-Liebe, von der Ur-Geborgenheit im Leben. Wenn diese fehlt, wird die Lunge lebenslang ein kränkelndes Organ sein. Die Lunge ist mit unserem Urvertrauen verbunden, das wir immer durch die Mutter bekommen. Ist die Lunge entzündet, wird es Zeit, etwas sehr Grundsätzliches im Leben zu ändern, so dass der Lebenswille wieder stark und gesund wird. Veränderung ist angesagt. Eine ehrliche Lebensinventur ist nötig. Im Vordergrund stehen die wichtigsten Beziehungen. Der über die Liebe erfahrene Lebenssinn heilt die kranke Lunge, weil nur auf diese Weise der erkrankte Lebenswille geheilt werden kann. Der ernsthaft an der Lunge erkrankte Mensch hat die Aufgabe, noch einmal bewusst im Leben anzukommen, noch einmal bewusst und bis in die Tiefen der Persönlichkeit hinein „Ja" zu sagen zum eigenen Leben hier auf dieser Welt. Der chronisch Lungenkranke weigert sich, ganz hier im Diesseits anzukommen, er oder sie hält sich immer auf Distanz zum Hier und Jetzt, mit einem Bein immer in einem irgendwie gearteten „Jenseits", das sehr schnell zum physischen Tod wird. Weil die

Lunge diese grundlegende Einstellung widerspiegelt, ist der Lungenkrebs so tödlich. Der Todestrieb ist aktiv, wenn die Lunge betroffen ist.

Fragen:

- *Was macht mein Leben derzeit sinnlos?*
- *Was ist mit der Liebe in meinem Leben?*
- *Was genau greift gerade meinen Lebenswillen an?*
- *Warum will ich weg? Warum will ich nicht mehr hier sein?*
- *Was kann mir wieder Sinn geben und mich zum Bleiben motivieren?*

Lymphen

Unsere Lymphknoten und -bahnen sind die körperliche Entsprechung unserer mentalen Glaubenssätze und Programme. In Lymphbahnen fließen unsere mentalen Glaubenssätze durch den Körper. Wo die Lymphen krank werden, blockieren schwerwiegende negative Glaubenssätze unsere Gesundheit. Mental meint: unterbewussten Gedanken manifestieren sich in den Lymphen. Im Lymphsystem werden sie auf der Körperebene weitergetragen. Die wichtigen Fragen lauten:

- *Wo haben die Lymphprobleme begonnen?*
- *Worauf deutet diese Körperstelle hin?*
- *Welche blockierenden, negativen Gedanken könnten die Ursache dafür sein?*
- *Warum weigere ich mich gerade, dem Fluss meines Lebens nachzugeben? Wo liegt mein Widerstand?*

Magen

Der Magen wird krank, wenn wir eine Erfahrung, einen Zustand oder einen Schicksalsschlag nicht „verdauen" können. Wir haben Gefühle heruntergeschluckt, die nicht verdaut werden können. Auch das Gefühl, unter Druck zu sein, lässt oft den Magen rebellieren.

Die **Gastritis** zeigt uns ein länger anhaltendes Gefühl von Überforderung in Verbindung mit Angst an. Die momentane Situation überfordert dich. Die entzündete Magenschleimhaut zeigt dir auf schmerzhafte Weise, dass du deine derzeitige Situation nicht verkraftest.

Fragen:

- *Welche Erfahrung kann ich gerade nicht verdauen?*
- *Was genau ist mir auf den Magen geschlagen?*
- *Wo fühle ich mich gestresst oder unter emotionalem Druck?*
- *Was genau überfordert mich gerade?*

Migräne (siehe auch Kopfschmerz)
Bedeutung: Selbstkritik, Selbstbestrafung

Milz

Dieses Organ reagiert krankhaft, wenn wir von dunklen spirituellen Kräften angegriffen werden. Es reagiert auf den Versuch von Geistwesen, in uns einzudringen, in uns zu wohnen und uns als Besitz zu nehmen. Auch wenn wir anderen besessenen Menschen begegnen (siehe Epilepsie und Schizophrene), warnt uns die Milz, indem sie krankhaft reagiert. Die Milz ist sozusagen die spirituelle „rote Warnleuchte" des Körpers.

Fragen:

- *Wann genau ist die Milz erkrankt?*
- *Wem bin ich begegnet, mit dem ich dunkle Mächte*

verbinde?

- *Habe ich ein spirituelles Seminar mitgemacht oder eine Zeremonie?*
- *Habe ich Horror- oder Pornofilme gesehen?*
- *Gibt es einen Menschen, den ich als bedrohlich/unheimlich in meiner Nähe erlebe?*

Mineralstoffmangel (Zink, Eisen etc.)

Die Mineralstoffe sind die „Erde" in uns. Fehlen sie, so hast du mental und emotional einen Teil deiner „Erdung" verloren. Du lebst zu sehr in Gedankengebäuden, die meist von Sorgen geprägt sind. Die Verbindung zum Erdhaften in dir ist gestört. Deine **gedanklich-emotionalen Sorgenschleifen**, in denen du dich seit geraumer Zeit bewegst, haben dich in gewisser Weise „abheben" lassen. Du hast diesen wiederkehrenden Sorgenschleifen eine zu hohe Bedeutung für deinen Lebenssinn gegeben. Die Botschaft lautet: Erde dich! Komm wieder auf den Boden der Erde; gewinne an natürlicher Schwere. Sinnlichkeit hilft dir! Hingabe an sinnliche, erdhafte Elemente wie gut und viel Essen, Trinken, Sexualität. Ein bisschen Rausch darf auch mal sein. Vegane und einseitige Ernährung unterstützen den Mineralmangel.

Fragen:

- *In welchen gedanklich-emotionalen Sorgenschleifen hängst du gerade fest?*
- *Welche große Bedeutung haben diese für dich?*
- *Warum lässt du zu, dass diese Sorgen derzeit Sinn stiften für dich?*
- *Welche sinnlichen Freuden hast du vernachlässigt und kannst du wieder erschaffen?*
- *Welche neuen und positiven Sinnhorizonte kannst du an die Stelle der alten, negativen setzen?*

Mittelohrentzündung: siehe Ohren

Multiple Sklerose
Diese Krankheit ist eine körperliche Reaktion auf ein schwerwiegendes Opfergefühl. Der Erkrankte ist von einer sehr nahestehenden Person besonders stark verletzt und enttäuscht worden und reagiert jetzt mit Trotz und heftigen Opfergefühlen. Deshalb auch im Krankheitsverlauf die oft auftretende Verbindung zur Blase (siehe oben). Der unbewusste psycho-energetische Mechanismus funktioniert etwa so: *„Da siehst du, was du mit mir gemacht hast! Du hast mich so krankgemacht! Du trägst die Verantwortung dafür, dass es mir jetzt so schlecht geht."* Die vorwärts schleichende Lähmung des Körpers zeigt die Ausdehnung des enormen Opfergefühls. Unbewusst wird dem anderen die Schuld dafür in die Schuhe geschoben.
Fragen:
- *Von wem fühle ich mich so sehr verletzt und enttäuscht?*
- *Ich fühle bewusst meine Opfergefühle: sollen diese über mich herrschen?*

Nacken
Die Sturheit macht den Nacken krank und unbeweglich. Der bewegliche Nacken symbolisiert unsere Fähigkeit, andere, neue Perspektiven wahrzunehmen. Der Volksmund spricht von der „Hartnäckigkeit", die sich im wahrsten Sinne des Wortes im Nacken manifestiert. Der Nacken wird hart, wenn wir stur sind und an alten eigenen Sichtweisen festhalten, obwohl es angeraten ist, neue Perspektiven anzusehen und anzunehmen. Nackenprobleme sind fast immer eine Opposition gegen einen äußeren Druck, eine neue Perspektive einzunehmen und alte

Sichtweisen aufzugeben. Ich kenne dieses Phänomen ausreichend aus meinen Seminaren. Fast immer bekommen bestimmte Menschen während meiner Seminare Nackenprobleme.

Fragen:
- *Welche neue Sichtweise lehne ich gerade ab?*
- *Warum halte ich so stur an meiner eigenen Sichtweise fest?*
- *Warum bin ich so leicht zu verunsichern und zu provozieren mit Neuem?*

Nase
Die Nase steht für Selbsterkenntnis („Fass dich mal an deine eigene Nase!"). Wird die Nase krank oder verletzt, wehren wir uns gegen eine Selbsterkenntnis, die gerade ansteht und der wir besser offen und ehrlich begegnen sollten.

Nasenbluten: Trauer über mich selbst. Ich weine über mich selbst.

Schnupfen: „Ich habe die Nase voll!" Unzufriedenheit mit meiner aktuellen Situation.

Laufende Nase: Traurigkeit, verdrängtes Weinen (siehe auch Heuschnupfen).

Nasennebenhöhle: Aggression gegen eine nahe stehende Person.

Neurodermitis (siehe auch ‚Haut')
Körperreaktion auf emotionale Verletzung, die der/die Betreffende nicht bewusst fühlen will und deshalb in den Körper drängt. Eine sehr nahestehende und emotional bedeutsame Person hat mich verletzt, abgelehnt oder nicht angenommen (fast immer Eltern bzw. ein Elternteil).

Nieren

Wir haben eine rechte und eine linke Niere, sie symbolisieren Ich und Du. Die Niere ist ein Beziehungsorgan und wird krank, wenn wir uns in sehr nahen Bindungen verletzt, vernachlässigt oder ungeliebt fühlen (Vater, Mutter, Partner, Kinder, enge Freunde). Dabei geht es immer um eine ganz bestimmte Beziehung, also um einen konkreten einzelnen Menschen, der uns verletzt hat. Vielleicht haben aber auch wir einen anderen, der uns sehr am Herzen liegt, verletzt. Auch dann kann die Niere krankhaft reagieren.

Fragen:

- *Von welchem nahen Menschen fühle ich mich verletzt, vernachlässigt oder ungeliebt?*
- *Habe ich jemanden verletzt, der mir sehr nah am Herzen liegt?*

Ohren

Unsere Ohren stehen natürlich auch im symbolischen Sinn für unser Hören. Sie werden krank, wenn wir etwas nicht hören wollen.

Mittelohrentzündung und Ähnliches: Ich will etwas von außen nicht hören: Worte der Kritik, des Streites, der Trennung, der Anforderung an mich etc. Kinder bekommen eine Mittelohrentzündung, wenn die Eltern oft streiten oder die Kinder oft kritisiert werden oder andere Worte von anderen gesprochen (oder auch gedacht) werden, die das Kind nicht hören möchte.

Fragen:

- *Welche Worte von außerhalb will ich gerade nicht hören?*
- *Bin ich kritisiert worden? Wenn ja, von wem?*
- *Reden andere schlecht von mir? (kann auch räumlich weit entfernt sein)*
- *Was will ich gerade nicht hören?*

Tinitus: Ich will auf meine eigene innere Stimme nicht hören. Der Tinitus ist immer ein Ergebnis der Verdrängung der eigenen inneren warnenden Stimme. Diese Stimme meldet sich nur, wenn wir schlecht mit uns selbst umgehen, uns überfordern, uns ausbrennen und einen Weg gehen, der negativ für uns ist. Wer diese eigene Stimme nicht hören will, erschafft sich einen Tinitus, ein Dauergeräusch im Ohr. Auf diese Weise wird auf der Körperebene die eigene innere Stimme übertönt. Die ganz harten Verdränger schaffen es dann bis zum **Hörsturz**, der eine Konsequenz aus der eben beschriebenen Situation ist: ich will nicht auf die eigene Stimme hören, ich will gegen sie Recht behalten.

Fragen:

- *Warum bin ich so stur und will nicht auf meine innere Stimme hören?*
- *Warum halte ich an diesem falschen Weg fest? (Ehrgeiz? Karriere-Geilheit? Sicherheitsbedürfnis...?)*
- *Warum habe ich so eine große Angst vor einer Veränderung?*

Hinter dem Ohr sitzen unsere frühkindlichen Gefühle („*Du bist ja noch grün hinter den Ohren!*") Wenn wir hinter dem Ohr Probleme bekommen, z.B. Exzeme, Ausschläge, Flechten und Ähnliches, dann befinden wir uns in einer Situation, in der wir nicht verarbeitete Kindheitsgefühle aufrufen. Probleme hinter dem linken Ohr betreffen meist unsere Emotionen bezogen auf unsere Mutter, hinter dem rechten Ohr bezogen auf unseren Vater.

Fragen:

- *Welche alten Gefühle aus meiner Kindheit wollen zu mir sprechen?*
- *Durch welchen Menschen im nahen Umfeld wurden diese Gefühle aktiviert?*
- *Was genau gibt es für mich emotional noch aufzuarbeiten mit Mutter/Vater?*

Pilz (siehe auch Fußpilz)

Pilze bilden sich in der Natur auf sterbendem oder totem Gewebe. Wo der Pilz am Körper auftritt, zeigt er uns etwas Altes an: eine alte Verletzung, etwas, das wir abstoßen wollen und das auch auf andere abstoßend (weil auch oft ansteckend) wirkt. Der Pilz frisst und nagt an uns. Die Frage ist: welches Organ ist betroffen? Daraus leitet sich die Einsicht in das zugrundeliegende Problem ab.

Der **Scheidenpilz** z.B. zeigt einen Widerstand gegen den gegenwärtigen Geschlechtspartner. Der Pilz selbst aber zeigt eine noch ältere Verletzung auf. Es lohnt sich in diesem Fall, über den Geschlechtspartner hinaus z.B. nach dem eigenen Vater zu fragen und auch in dieser Beziehung nach einer möglichen Verletzung (auch sexuell) zu suchen.

Prostata

Dieses Organ symbolisiert das männliche Prinzip. Die Prostata wird krank, wenn sich der Mann in seiner eigenen Männlichkeit ablehnt. Die meisten Männer, die an der Prostata erkranken, haben ein starkes Bedürfnis nach Anerkennung. Über eine spezifische Art der Anerkennung, die zumeist durch hierarchische Erfolge im Beruf geprägt ist, wird die eigene Männlichkeit definiert. Hinter der erkrankten Prostata steht ein sehr starres und eingeengtes Bild von der eigenen Männlichkeit. Entfällt der Beruf und mit ihm die Möglichkeit, eine bestimmte Art von Erfolg als Ausdruck der eigenen Männlichkeit zu erschaffen, macht sich ein tiefes Gefühl der Wertlosigkeit und des Versagens breit. Viele Männer haben fast ausschließlich für den beruflichen Erfolg gelebt. Sind sie dann plötzlich zu Hause und haben keine Aufgabe und vor allem keine Möglichkeit mehr, die alte Art von Erfolg durch Leistung zu erschaffen, dann bricht ihr Selbstwert als Mann in sich zusammen. Unbewusst hat der Betroffene seine eigene

Männlichkeit eingebüßt. Der Prostatakrebs ist eine Selbstaggression nach dem Motto: *„Ich habe als Mann total versagt. Darum habe ich es verdient, an meinem Versagen zugrunde zu gehen!"*
Nicht immer sind die fehlende Arbeit und der ausbleibende Erfolg Ursache der Krankheit. Auch in Partnerschaften kann sich der Mann als minderwertig in seiner eigenen Männlichkeit erleben und dann eine Prostata-Krankheit erschaffen. In jedem Fall aber steht hinter der erkrankten Prostata ein erkranktes Selbstwertgefühl des Mannes und seiner Männlichkeit.
Fragen:

- *Wann genau hat das körperliche Problem begonnen?*
- *Welcher Entzug von männlicher Anerkennung ist dem vorausgegangen?*
- *Inwiefern fühle ich mich in meiner Partnerschaft nicht als vollwertiger Mann?*

Rheuma

Diese Krankheit wird erschaffen, wenn sich gehemmte Menschen nicht durchsetzen können und in Folge dessen an einer Opfersituation festhalten. Bei Rheuma staut sich die aggressive Energie im Körper, meist in den Gelenken, die für Richtungsänderung stehen. Der Betroffene fühlt sich unbewusst von anderen Menschen dominiert, leidet darunter, gesteht sich das aber nicht ein, weil er ja dann bewusst reagieren müsste. Die emotionale Energie, die Rheuma erschafft, ist eine Mischung aus Konfliktscheu und Sturheit/Festhalten an gehemmten Verhaltensweisen. Die Opfergefühle - gespeist von dem Gefühl, von anderen dominiert und unterdrückt zu werden - manifestieren sich im Rheuma. Spätestens jetzt ist es auch körperlich offensichtlich, dass der Betroffene ein Opfer ist.
Fragen:

- *Von wem fühle ich mich dominiert und unterdrückt?*
- *Warum gebe ich anderen Menschen so viel Macht über mich?*
- *Welche Ängste hindern mich, meine eigenen Bedürfnisse durchzusetzen?*
- *Was will ich wirklich?*
- *Welcher Glaubenssatz über mich selbst hemmt mich so sehr?*
- *Wann will ich endlich damit anfangen, meine eigenen Bedürfnisse durchzusetzen?*
- *Will ich mich wirklich von meinen Hemmungen weiterhin so einschränken lassen?*

Rücken

Der Rücken, vor allem die Wirbelsäule, zeigt uns als Stützsystem des Körpers symbolisch unser unbewusstes Gefühl an, im Leben gut oder schlecht unterstützt zu sein. Der Rücken wird krank, wenn wir unbewusst das Gefühl haben, in einer Lebenssituation nicht ausreichend Unterstützung von anderen Menschen oder vom Leben zu bekommen. Er wird auch krank, wenn wir das Gefühl haben, uns wird zu viel „aufgeladen" oder wir laden uns selbst zu viel auf. In diesem Fall wird der Rücken eher im orthopädischen Sinne krank, d.h. das Stützsystem reagiert krankhaft.

Darüber hinaus symbolisiert unser Rücken das Alte, das hinter uns liegt. Wenn wir mit dem Alten, das wir nicht mehr sehen wollen, Probleme haben, so können sich die in Form vom Tumoren oder Haut- und Nervenkrankheiten am Rücken bemerkbar machen.

Schilddrüse

Die kranke Schilddrüse macht uns meist sichtbar einen „dicken Hals" – und genau in diesen Gefühlen der Aggression, des Opferseins in einer Situation, die wir innerlich ablehnen, wurzelt die Krankheit. Der Betroffene befindet sich in einer Lebenssituation, die vollkommen unbefriedigend ist (Familie/Arbeit/Partnerschaft), er/sie erlebt sich selbst aber als Opfer der Umstände und macht innerlich alle anderen, nur nicht sich selbst dafür verantwortlich. Diese Unzufriedenheit mit der eigenen Situation macht sich durch Aggressionen bemerkbar, die im Hals sitzen bleiben und nicht ins Bewusstsein steigen dürfen. Besonders wichtig: Ehrlichkeit zu sich selbst!

Fragen:

- *Was genau macht mich so unzufrieden?*
- *Warum glaube ich, in dieser Situation verharren zu müssen?*
- *Wer wenn nicht ich selbst soll diese Unzufriedenheit beenden?*
- *Was sollte ich tun, um meine Aggressionen endlich raus zu lassen?*
- *Welche Veränderungen stehen an, damit ich wieder zufrieden werde?*

Schizophrenie

Diese Geisteskrankheit ist Ausdruck einer tief greifenden geistig-mentalen Abwendung von der gemeinsamen Wirklichkeit mit anderen Menschen. Schizophrenie ist radikaler Rückzug in eine andere Welt und damit ein krasses „Nein!" zu der Welt, die wir mit den anderen Menschen gemeinsam haben. Menschen, die Schizophrenie erschaffen, leben in einer tiefen Spannung zum Dasein, sie wollen eigentlich gar nicht da sein, nicht in diesem Leben, nicht mit diesen Menschen zusammen. Mit Hilfe der Schizophrenie trennen und lösen sie sich von dem Konsens der durch gemeinsame Wahrnehmung und Deutung der Wirklichkeit gesetzten Gemeinschaft. Voraussetzung für die Erschaffung einer Schizophrenie ist eine zutiefst sensible Anlage und ein grundsätzliches Gefühl des Verlorenseins in dieser Welt. Der Schizophrene war auch vor Ausbruch seiner Krankheit niemals wirklich in diesem Leben, in dieser Welt angekommen. In der Regel finden wir hier frühkindliche Traumata in Bezug auf die Mutterbeziehung: mangelnde Wärme, Liebe und Geborgenheit. Die Krankheit gibt dem Betroffenen einen Ausweg, mit diesem Konflikt umzugehen: da zu bleiben, ohne im sozialen Sinne auch da zu sein. Er erschafft sich eine eigene, von den Anderen getrennte Welt. Manchmal lässt sich solch ein Mensch auch von Geistern helfen, denen er eine Wohnung in sich anbietet. Dann ist dieser Mensch in einem direkten Sinne von fremden geistigen Wesen besessen. Diese Geistwesen verschärfen die Probleme des Betroffenen in der Regel, geben ihm aber auch Zugang zu außergewöhnlichen Wahrnehmungen.[1] Manchmal übernehmen diese fremden Geistwesen auch die gesamte Kontrolle über den Menschen, z.B. durch Stimmen, die Befehle ausgeben und fast ausschließlich auf destruktive Aktionen zielen. Solche Geistwesen nisten sich in den Aggressionen des Betroffenen ein, in seiner tiefen Ablehnung und Opposition zur bestehenden Welt. Ein derart Betroffener braucht immer auch spirituelle Hilfe, da die Schulmedizin keine Chance hat, diese Geistwesen zu vertreiben. In einem solchen Fall ist es sehr wichtig, die Stimmen ernst zu nehmen und nicht als Halluzination abzutun.

Fragen:

* *Wann genau hat die Krankheit begonnen?*

---

[1] Vgl. die Heilungen Jesu im Neuen Testament, die über die Hälfte Geistaustreibungen waren

- *Gab es eine auslösende Situation, wenn ja, welche?*
- *Will ich weiter in diesem Abseits verharren oder zurückkehren?*
- *Bin ich bereit, die Geister aus meiner Persönlichkeit zu vertreiben?*

Schlafstörungen

Diese sind ein Ergebnis der Angst vor Kontrollverlust. Der Schlaf ist der „kleine Bruder des Todes", er schaltet unser waches Tagesbewusstsein aus, wir fallen in eine Art Ohnmacht (ohne Macht = ohne Kontrolle). Damit geben wir die Kontrolle auf, geben uns dem Unbewussten hin. Im Schlaf – und in der Regel nur im Schlaf – begegnen wir träumend unserem Unbewussten und den dorthin verdrängten Problemen. Eine Schlafstörung bedeutet: Angst vor dem eigenen Unbewussten. Warum? Weil dort gerade eine Menge los ist und massive Gefühle und Probleme an die Oberfläche drängen wollen. Um das zu verhindern wird der Schlaf selbst verhindert. Der Kopf gibt einfach keine Ruhe: Der „Kontrollator" gibt nicht auf, um auf diese Weise eine vermeintliche Sicherheit herzustellen. Das aus dem Unbewussten andrängende emotionale Problem wird mit massiver Angst erlebt. Die Schlafstörung ist der Versuch, diese Angst in den Griff zu bekommen.

Fragen:
- *Was will da aus der Tiefe meiner Seele zu mir hochsteigen?*
- *Wovor habe ich so große Angst?*
- *Warum vertraue ich nicht meiner inneren Weisheit?*
- *Wer könnte mich jetzt auf dem Weg zu meinem Problem unterstützen?*

Schlag-Anfall

Wie das Wort schon sagt, handelt sich um einen Schlag, also um einen aggressiven Akt gegen mich selbst (Autoaggression) In der Regel betrifft der Schlag-Anfall besonders Menschen mit stärkeren ordnungsorientierten Anteilen. Die angestauten Aggressionen sind durch das Umfeld ausgelöst (Ärger, Wut, starke Verlustgefühle, Zu-kurz-kommen), werden dort aber nicht abgebaut, sondern stattdessen nach innen gegen sich selbst gerichtet. Ursache für diese Art der Selbstaggression ist der Glaubenssatz „Ich bin schlecht; ich bin nicht gut genug; ich habe mal wieder versagt; das habe ich nun davon..." Der Kopf als Ort des Dramas zeigt uns wieder den „Kontrollator" und „Analysierer" an. Es betrifft emotional kontrollierte und stark wertende Menschen, die ihre Aggressionen verdrängen und negativ bewerten. An der betroffenen Gehirnhälfte können wir ablesen, um was für ein Grundproblem es sich vermutlich handelt. Trifft der Schlag-Anfall die linke Gehirnhälfte, so liegt das auslösende Problem eher in der Welt (Bereich Arbeit, bewusste Entscheidungen, Geld, Materielles, Schulden, Haus etc.). Hat es die rechte Gehirnhälfte getroffen, liegt das auslösende Problem sicher in einer engen und nahegehenden Beziehung. In jedem Fall ist die dazugehörige Erfahrung mit den Gefühlen von Wut, Ent-Täuschung und fast immer auch Demütigung und Benachteiligung verbunden. Der Schlag geht „nach hinten los" oder genauer gesagt: gegen sich selbst.

Die meist mit dem Schlag-Anfall verbundenen Lähmungserscheinungen offenbaren weitere Hinweise, wie der Mensch mit seinen Aggressionen umgeht: er oder sie lähmt sich selbst. Der betroffene Mensch ist handlungsunfähig angesichts der eigenen Aggressionen, eben gelähmt. In der Lähmung – anstelle des bewussten Auslebens der angestauten Aggressionen – verwirklichen sich sowohl eine Selbstbestrafung als auch eine zukünftige Verhinderung, die eigenen Aggressionen bewusst und gezielt auszuleben.

Als Alternativ-Phänomen zum Schlaganfall sehe ich den **Amoklauf.** Auch diese Art, die eigenen angestauten Aggressionen auszuleben, betrifft hauptsächlich ordnungs- und machtorientierte, also sehr wertende und kontrollierte Menschen. Hier werden die massiven Aggressionen nach außen abgegeben. Die meisten Amokläufe enden mit Suizid, der Täter „richtet sich selbst", er muss sich selbst mit dem Tode bestrafen, weil er „versagt" hat. Der Schlag-Anfall ist in meinen Augen die abgeschwächte Form des Amoklaufes, die sich allerdings gegen sich selbst richtet. In beiden Fällen handelt es sich um eine Art „Anfall" von angestauten Aggressionen.

Schmerz/Dauerschmerz

Körperlicher Schmerz hat zwei grundsätzliche Bedeutungsebenen, die sich gegenseitig ergänzen und nicht ausschließen:

1. Ein verdrängter emotional-seelischer Schmerz muss körperlich gefühlt werden
2. Selbstbestrafung

Eine Kombination von beiden Bedeutungen ist am wahrscheinlichsten. In jedem Fall hat dauerhafter Schmerz einen deutlichen Aspekt von Selbstbestrafung und deutet auf ein **unbewusstes Schuldgefühl** hin. Wo fühlst du dich (unbewusst) schuldig? Meistens dort, wo wir am meisten lieben. Also gibt es zusätzlich zu unserer Schuld auch noch einen seelischen Schmerz, der oft auf einen Verlust hindeutet. Hier hilft der Blick auf das Organ/Körperteil weiter, wo sich dieser Dauerschmerz manifestiert.

Fragen:

- *Für welche unbewusste Schuld betrafst du dich?*
- *Welchen seelischen Schmerz erlaubst du dir noch nicht, bewusst zu fühlen?*

- Welches Organ/Körperteil ist betroffen?
- Wann genau hat dein Schmerz begonnen? Was war in dieser Zeit und davor?

Schultern

Grundsätzlich werden die Schultern krank, wenn wir gegenwärtige Erfahrungen nicht tragen wollen oder können. Wir haben uns „zu viel aufgeladen" oder das Leben hat dies mit unserem Zutun für uns getan. Die linke Schulter reagiert krankhaft, wenn die schwerwiegende Erfahrung im Bereich unserer Partnerschaft und Beziehungen liegt. (z.B. Trennung, Konflikte, Sorge/Stress mit den Kindern, Überforderung, Sorge für Eltern...).

Die rechte Schulter reagiert krankhaft, wenn die zu schwer wiegende Erfahrung im Bereich der Arbeit und unserer bewussten Entscheidungen liegt (z.B. Überforderung im Beruf, neue Arbeitsstelle, Konflikte in der Arbeit....)

Sind die Schultern verspannt, empfindet der Betreffende sich unter hohem Druck. Verspannung ist immer eine Reaktion auf Druck und Stress. Wir können nicht „lockerlassen". Linke Schulter verspannt: Druck und Stress in einer Beziehung; rechte Schulter: Druck und Stress mit der Arbeit oder einer bewussten Entscheidung.

Schuppen-Flechte

Wie beim Fisch (Schuppenhaut) und bei mittelalterlichen Rittern (Metall-Schuppen) dienen die „Schuppen" auf der Kopfhaut oder an anderen Körperregionen dem Schutz; sie sind sozusagen eine „zweite Haut". Schuppen zeigen uns eine emotionale Stresssituation an, die länger anhält. Wir haben das unbewusste Bedürfnis, uns emotional zu schützen, weil wir uns in einer gewissen Weise angegriffen fühlen. Der Kopf als Ort der Schuppenbildung zeigt uns an, dass das emotionale Problem mit unserem Denken, mit rationaler Kontrolle und Reflexion zu tun hat. Der Kopf ist der Ort unseres „Analysierers". Der schafft es aber nicht mehr, unsere Sicherheit herzustellen. Unsere rationalen Strategien sind ausgeschöpft. Die Kopfhaut produziert jetzt einen physischen Schutz. Frage dich: Wer und was stresst mich derzeit so sehr, dass ich mich emotional angegriffen und evtl. auch überfordert fühle?

Sodbrennen

Die Botschaft ist: ANGST. Die momentane Lebenssituation überfordert dich, du hast Angst zu versagen und das alles nicht zu schaffen. Die aufsteigende Säure aus meinem Magen symbolisiert die in dir aufsteigende Lebens-Angst.

Soor (Pilzentzündungen im Mund)

Mangelnde emotionale Zuwendung in einer Lebenssituation, die als Überforderung erlebt wird. Das „Orale" – und damit der Mund – steht für eine sehr archaische emotionale Zuwendung. Unsere erste körperlich-emotionale Zuwendung ist die Mutterbrust, aus der wir lebenserhaltende Milch ziehen und auch die wärmende körperliche Zuwendung der Mutter erfahren. Dieser Ur-Aspekt alles Oralen zeigt uns den Weg zu den entzündeten Stellen im Mund. Der Pilz selbst steht immer für etwas Altes (siehe Pilz). Du fühlst dich deiner gegenwärtigen Lebenssituation nicht gewachsen und diesen Umstand führt deine Seele auf deine emotionale Grundsituation des Mangels zurück: du fühlst dich ganz grundsätzlich emotional von deiner Mutter „unterernährt". In diesem Ur-Problem sieht deine Seele die Ursache für die Überforderung, die du gerade erlebst.

Tinitus: siehe Ohren

Tod

Einige Krankheiten enden oft mit dem Tod, z.B. Krebs. Der Tod ist für uns Menschen die letzte Möglichkeit, uns einem Konflikt bzw. einem ungelösten Problem zu entziehen. Dazu haben wir den Todestrieb in uns. Wir können uns entscheiden, zu sterben. Viele der so genannten ‚tödlichen' Krankheiten sind ein Ergebnis des unbewusst aktivierten Todestriebes.

Hinter dem Tod durch Krankheit steht eine unbewusste Entscheidung, zu sterben. Oft ist diese Entscheidung nicht eindeutig, dann kämpfen der Todestrieb und der Selbsterhaltungstrieb miteinander und es kommt zu langem Leiden. Je klarer die Entscheidung zum Tod unbewusst vollzogen wird, desto schneller sterben wir. Je klarer die Entscheidung zum Leben unbewusst vollzogen wird, desto schneller geschieht die Heilung.

Ich glaube nicht an tödliche Krankheiten. Vielmehr glaube ich, dass wir jede Krankheit auch wieder zum Leben wenden können. Dazu bedarf es einer klaren und starken Entscheidung im Unbewussten. Denn von dort kommt die Kraft, leben oder sterben zu wollen. Viele Menschen verdrängen über lange Jahre ihre wirklichen emotionalen Probleme und Konflikte, bis sie unbewusst davor resignieren und den Glauben daran aufgeben, jemals diese Probleme bewältigen zu können. Das ist der Moment, in dem z.B. ein Krebs erschaffen wird. Anstatt die bedrückende Lebenssituation positiv zu verändern, entscheiden sich die Menschen zur Resignation und damit zur Krankheit und oft sogar zum Tod.

Unfälle

Auch wenn das für viele schwer nachzuvollziehen ist: wir erschaffen uns selbst unsere Unfälle (siehe oben „Die Macht des Erschaffens"). Unfälle wurzeln in einem Aggressionsüberschuss, der sich gegen uns selber richtet. Im Unbewussten/Urtümlichen ist ein Glaube an Gewalt der Auslöser von Unfällen, entweder, weil wir uns über einen anderen Menschen sehr geärgert haben oder über uns selbst. In jedem Fall ist der vollzogene Unfall eine Selbstbestrafung – wofür auch immer. Wir tun uns selbst Gewalt an unter Zuhilfenahme äußerer Dinge oder scheinbar Unbeteiligter. Wichtig für die Deutung eines Unfalls ist vor allem das betroffene Körperteil bzw. Organ. Auch wichtig: Was kann der Betreffende nun nicht mehr tun? Woran hindert ihn der Unfall? Oder was hat er sich positiv damit erschaffen (z.B. Ruhe)?

Menschen, die oft Unfälle haben (Brüche, Verletzungen, Verstauchungen etc.) stauen zu viele Aggressionen an. Sie gehören zu einem Menschenschlag mit einem harten und sehr kritischen (auch selbstkritischen) Wertesystem. Vor allem aber werten sie die eigenen Gefühle ab, besonders die eigenen Aggressionen! Unfälle werden abgebaut durch Ehrlichkeit den eigenen Gefühlen gegenüber, vor allem der eigenen Wut.

Lass deine Wut zu! Suche nach deiner eigenen Unzufriedenheit! Gestatte dir, negative Gefühle zu fühlen und negative Gedanken zu denken – so können sie abfließen. Andernfalls entladen sich diese Gefühle im Unfall und wenden sich gegen dich selbst.

Fragen:

- *Welcher Körperteil/Organ ist betroffen? Daraus folgt:*
- *Welches gegenwärtige Problem liegt dem zugrunde?*
- *Gegen wen habe ich gerade eine große Wut?*
- *Warum bestrafe ich mich selbst, statt den anderen?*

Vagina

Krankheiten der Geschlechtsorgane der Frau haben nach meiner Erfahrung mit einer verletzenden sexuellen Erfahrung in diesem Bereich zu tun, also mit einer Form des sexuellen Missbrauchs. Das kann auch bis in frühere Leben zurückreichen.

Verbrennungen

Sind wie alle Arten von Unfällen in erster Linie eine Selbstbestrafung – doch wofür? Das Feuer und die Hitze zeigen uns an, dass etwas „heiß" ist – doch in welcher Weise? Welcher Körperteil ist betroffen? Darin liegen eine wichtige Botschaft und die Richtung des Fragens. Du kannst dich auch fragen, woran du dich verbrannt hast. Der Herd und der Backofen z.B. weisen dir den Weg in deine Sexualität (siehe in den Märchen der heiße Backofen u.a. bei „Frau Holle" und „Hänsel und Gretel")
Fragen:

- Welcher Körperteil ist betroffen?
- Woran bzw. womit hast du dich verbrannt?
- Hat dich eine andere Person verbrannt?
- Wofür bestrafst du dich gerade selbst?

Warzen

Sie symbolisieren den sprichwörtlichen „*Stachel im Fleisch*". Das Wesen der Warze ist die Aggression, der Ärger. Irgendetwas oder irgendjemand ärgert mich. Da Warzen oft an Händen und Füßen auftreten, sollte nach der spezifischen Bedeutung anhand der Finger oder Zehen gesucht werden. Das Besondere der Warze: es reicht nicht, das unbewusste Problem ins Bewusstsein zu rufen – es muss auch im äußeren Leben verändert werden, damit die Warze verschwindet.

Windpocken

Treten zumeist in der Kindheit auf. Dabei handelt es sich um einen Virus, der den Haut-Nerv entzündet. Die roten Pusteln, die oft den ganzen Körper bedecken, schreien der Welt (zumindest dem unmittelbaren Umfeld) das Unwohlsein der Seele entgegen. Die Botschaft ist *„Ihr geht mir alle auf die Nerven!"* Widerstand, Wut und Abwehr gegen die momentane Lebenssituation ist die emotionale Ursache der Windpocken. Das emotionale Problem ist oft grundsätzlich und zieht sich verdrängt durch das ganze Leben. Im Alter kann das dasselbe Problem als Gürtelrose (siehe dort) wieder auf sich aufmerksam machen und nach Lösung verlangen.

Wunden/offene Wunden

Jede körperliche Wunde entspricht einer seelischen Wunde. Alle seelischen Wunden, die wir nicht bewusst „bearbeiten" und heilen, bleiben auch körperlich „offen", das meint: aktiv und nicht geheilt. Wir Menschenwesen haben nur zwei Möglichkeiten, unseren seelischen Schmerz zu fühlen: als seelischen Schmerz (Weinen, Trauer, Depression…) oder als körperlichen Schmerz. Wir haben NICHT die Option, unseren seelischen Schmerz nicht zu fühlen. Wir müssen ihn in jedem Fall fühlen. Wir haben nur die Wahl, ob wir den Schmerz seelisch oder körperlich fühlen. Da wir in einer Kultur der Verdrängung leben, entscheiden sich sehr viele Menschen für den körperlichen Schmerz. Die offene Wunde zeigt uns nichts anders als die offene und unbewusste seelische Wunde. Wieder hilft hier der genaue Blick auf den Körperteil/ das Organ und den zeitlichen Beginn der Wunde (siehe unten Schritte der Heilung).

Zähne

Zahnprobleme treten auf, wenn wir Probleme mit einer Entscheidung haben. Entweder wollen wir eine Entscheidung treffen, trauen es uns aber nicht. Oder wir haben eine getroffen und haben damit Probleme und vor allem Ängste. Oder aber wir spielen unbewusst mit dem Gedanken, eine Entscheidung zu treffen, verdrängen diesen Gedanken aber. Die Zahnkrankheit spiegelt immer einen inneren, noch unbewussten Konflikt im Hinblick auf eine Entscheidung. Auch hier lohnt es sich genauer hinzuschauen: linke Seite – der Konflikt liegt vermutlich im Bereich von Partnerschaft und Beziehungen. Rechte Seite – der Konflikt liegt vermutlich im Bereich von Arbeit und unserem Handeln auf die äußere Welt hin.

Der **Weisheitszahn** steht, wie der Name schon sagt, für Reife, Erkenntnis und Weisheit. In unserer Kultur sind das keine erstrebenswerten Zustände, da sie uns in den Konflikt mit den gelebten Werten und damit mit unserer Umwelt bringen. Die Art, wie wir heutzutage leben, ist das Gegenteil von weise, nämlich zutiefst oberflächlich und töricht. Der Konflikt mit dem Weisheitszahn ist also ein innerer Konflikt mit der eigenen Reifung und den daraus sich ergebenden Konflikten mit dem sozialen Umfeld.

Die **Zahn-Wurzel** zeigt uns ein langanhaltendes „Wurzel-Problem" mit einer Ent-Scheidung an.

Die Rückentwicklung des Zahnfleisches (**Parodontose**) zeigt uns unsere Müdigkeit (Widerstand) an, Entscheidungen zu treffen. Auf Dauer werden wir unseren „Biss" verlieren. Das Zahnfleisch steht für unsere Vitalität im Hinblick auf Ent-Scheidungen.

Zehen

Unsere Zehen haben dieselbe symbolische Bedeutung wie unsere Finger (siehe oben), sie verweisen uns nur auf ein noch grundlegenderes Problem, das mit unserem Stand im Leben zu tun hat. Nach meiner Erfahrung haben Probleme an den Zehen immer mit unserer Elternbeziehung zu tun (linker Fuß Mutter, rechter Fuß Vater).

Schiefstand des großen Zehs (Hallux valgus).

Diese Verformung betrifft häufig Frauen und verweist auf eine tiefgreifende Sorge bezogen auf die Elternbeziehung. Oft ist ein Zeh stärker betroffen als der andere. Daraus kannst du schlussfolgern, welcher Elternteil stärker von der Sorge betroffen ist: rechter Zeh = Vater, linker Zeh = Mutter. Die Ausbeulung an der Wurzel des Zehs zeigt auf ein Basisproblem, welches eben die „Wurzel" der Elternbeziehung betrifft. Grundsätzlich spielen die Eltern im Leben dieser Menschen eine viel zu große und mächtige Rolle. Nach meiner Erfahrung gibt es nicht sehr viele grundsätzliche Sorgen in Bezug auf die Eltern. Die wichtigste Sorge ist oft: *„Ich werde ihren Erwartungen nicht gerecht!"* Die Angst, in den Augen der eigenen Eltern nicht gut genug zu sein, zeigt sich auch in der krankhaften Neigung des großen Zehs zum Nachbarzeh, der für unsere Angst und unser Ego im Hinblick auf unsere Eltern steht. Der Angst-Zeh wird im Zuge der Verformung des Sorgen-Zehs in Mitleidenschaft gezogen. Im weiteren Verlauf braucht die Betroffene neue, größere Schuhe – Extraanfertigungen nur für sie! Das heißt: das „Korsett" der Eltern ist zu eng geworden; du musst krankhaft opponieren und dir durch Wucherungen mehr Platz verschaffen. Der Schuh ist der Rahmen unserer Füße und damit, das Korsett, das wir symbolisch unserem Vorangehen im Leben geben.

Folgende Fragen könnten dich weiterbringen:

- *Welche Erwartungen deiner Eltern an dich fühlst du mit Sorge?*

- *Welche Rolle hast du für deine Eltern übernommen?*
- *Welcher Delegation glaubst du nicht gerecht zu werden?*
- *Welche Versagens-Ängste im Hinblick auf die Erwartungen deiner Eltern kannst du dir bewusstmachen?*
- *In welcher Zeit hat die Verformung begonnen? Und welchen Zusammenhang mit der oben beschriebenen Sorge/Angst und einem Ereignis in dieser Zeit kannst du herstellen?*
- *Wie sehr ist dein eigener Lebensweg, dein Vorangehen, durch die Wünsche und Ziele deiner Eltern bestimmt?*
- *Lebst du wirklich dein eigenes Leben oder versuchst du unbewusst, die Erwartungen deiner Eltern zu erfüllen?*

Zunge

Der Volksmund gibt uns viele Hinweise für das Verständnis der symbolischen Bedeutung: *„Ich habe mir auf die Zunge gebissen"* (um etwas nicht zusagen, das ich dringend sagen wollte); *„Es lag mir auf der Zunge"* (ich will etwas sagen, finde aber nicht den Gedanken oder die richtigen Worte); jemand spricht mit *„gespaltener Zunge"* (nicht aufrichtig, sondern doppeldeutig und hinterlistig).

Die Zunge wird krank, wenn Worte nicht ausgesprochen werden, die dringend ausgesprochen werden sollten. Vor allem Worte des Zorns, der Aggression und der eigenen Bedürfnisse. Der zunehmend auftretende Krebs der unteren Zunge zeigt uns, dass Worte ins Unbewusste verdrängt werden, die dringend ausgesprochen gehören.

Fragen:

- *Welche Worte des Ärgers, der Aggression hältst du zurück?*
- *Gegen wen richten sich die Worte?*

- *Warum fällt es dir so schwer, für dich selbst zu sprechen?*
- *Mit wessen Zunge redest du und warum?*

Zwangsneurose

Diese psychische Krankheit basiert auf der tiefen innerlichen Überzeugung – ich nenne das ‚Glaubenssatz': *„Ich bin schlecht! Ich bin unrein! Ich mache alles falsch!"* In schlimmen Fällen lautet der Glaubenssatz sogar: *„Ich habe keine Daseinsberechtigung! Darum muss ich immer alles richtigmachen und viel leisten, um diese zu verdienen!"* Für den Zwanghaften wird jede kleine Regel oder Gewohnheit zu einer Frage über Sein oder Nicht-Sein. Regel (=Zwang) einhalten bedeutet emotional: *„Ich darf da sein, wenn ich alles richtigmache und gegen keine Regel verstoße – aber nur dann!"*. Gegen die Regel (=Zwang) zu handeln bedeutet: *„Ich bin schlecht, böse, mache alles falsch und sollte besser nicht da sein!"*. Der Zwanghafte hat nicht nur ein Minderwertigkeitsproblem, sondern er bezweifelt sein Recht, zu leben. Darum kämpft er nun auf dem Weg, seinen Zwängen zu folgen, denn das erschafft für den Moment eine Art von Sicherheit. Er kann so etwas „richtig" machen und dadurch – jedenfalls für den Moment – so etwas wie Daseinsberechtigung organisieren. Ich empfehle in jedem Fall eine psychotherapeutische Unterstützung für diese Krankheit. Allein ist es so gut wie unmöglich, aus diesem emotionalen Dilemma herauszukommen.

Methodische Anregungen zur Selbstheilung

Was soll ich jetzt nur tun? – Das ist die Frage, die ich immer und immer wieder höre, sobald ein Mensch eine Ahnung von den geistig-seelischen Ursachen der Krankheit bekommen hat.

Zu schnelles Handeln hilft meist nicht!

Wir leben in einer Gesellschaft, in der jedes Problem möglichst schnell geklärt werden muss. Schnelles und entschiedenes Handeln gilt als gut, wertvoll, angesagt... Dem Macher/der Macherin gehört die Welt! Die ganze Schulmedizin ist auf die schnellste Beseitigung aller Leiden ausgelegt. Der massenhafte Einsatz von Antibiotika spricht hier eine eindeutige Sprache. Jeder Kranke soll und möchte so schnell wie möglich wieder zurück in das gesellschaftliche FUNKTIONIEREN. Doch so *funktioniert* wirkliche Heilung nicht. So funktioniert nur die Unterdrückung der Symptome.

Die Frage: Was soll ich jetzt TUN, nachdem ich glaube, die geistig-seelische Ursache erkannt zu haben, ist zu diesem Zeitpunkt noch nicht weiterführend, wenn auch sehr verständlich. Denn es geht nur in einem ersten Schritt um das Ver-STEHEN. Damit ist der wichtige Weg angezeigt. Noch viel wichtiger und wesentlicher für die eigene Heilung ist das **ZULASSEN DER VERDRÄNGTEN GEFÜHLE**.

Der Schritt vom Ver-Stehen zum Handeln überspringt den entscheidenden Punkt: **das Zulassen**.

Ver-Stehen ist ein rationaler Akt unseres Bewusstseins. Ver-*Stehen* bringt etwas zum Stehen und nimmt dem Ver-Standenem seinen fließenden Charakter. Darum hilft das Ver-*Stehen* allein noch nicht. In der Krankheit ist ja ein Gefühl bereits zum Stehen gekommen und kann nicht abfließen.

**Die Kunst der Heilung besteht also darin,
die verdrängten und erstarrten Gefühle
wieder ins Fließen zu bringen.**

Dieser entscheidende Schritt braucht ZEIT und Raum. Die Angst, die Wut, die Trauer und all die anderen Gefühle, die sich als Krankheit in unserem Körper gestaut haben, müssen erst einmal in unser Bewusstsein ab*fließen*, und zwar nicht nur als Gedanke und Ver-*Stehen*, sondern als Gefühl. Bewusst unsere Gefühle zu fühlen bedeutet, Angst zu fühlen, zu weinen, wütend zu sein usw. Erst wenn die in der Krankheit gebundenen, verdrängten und wirkenden Gefühle in und durch unser Bewusstsein abfließen, beginnt die körperliche Heilung.

Deshalb mein wichtigster Rat:
Nimm dir erst einmal Zeit und gibt dir Raum, deine verdrängten Gefühle zuzulassen und bewusst zu fühlen.
Das ist der schwierigste Teil der Heilung. Denn es gibt ja Gründe, warum deine Gefühle so stark verdrängt sind, dass sie sich nur noch als Krankheit äußern können. Hilfreich sind Zeiten der Ruhe, der Meditation, Beten, Entspannen, Hören auf die innere Stimme… Wichtig ist auch, dein eigenes Wertesystem zu weiten. Die Informationen dieses Buches geben dir eine Richtung, in der du nach deinen verdrängten Gefühlen und den damit zusammenhängenden Erfahrungen suchen kannst.

1. Wann genau hat die Krankheit begonnen?

Finde möglichst den genauen Zeitpunkt, wann die Krankheit begonnen hat, also ab wann du die Symptome bemerkt hast. Der Körper braucht in der Regel eine gewisse Zeit, um die ins Unbewusste verdrängten Gefühle und Probleme als Krankheit zu materialisieren. Nur Unfälle haben ihre Ursache in der momentanen Gegenwart. Viele andere Krankheiten haben ihre innere seelische Ursache vor Ausbrechen der Symptome. Wenn du den Zeitpunkt möglichst genau bestimmen konntest, dann gehe – abhängig von der Krankheit – einige Zeit zurück und frage dich folgende Fragen:

- *Was ist in dieser Zeit vor Ausbruch der Krankheit in meinem Leben geschehen?*
- *Welche Erfahrungen habe ich in dieser Zeit gemacht?*
- *Welchen Einflüssen war ich ausgesetzt?*
- *Welche Veränderungen haben stattgefunden in meinem Leben?*

Bedenke: Da es sich um ein noch unbewusstes Problem von dir handelt, kann es eine gewisse Zeit dauern, bis dir ein Zusammenhang zwischen einem Ereignis in deinem Leben und dem Ausbruch deiner Krankheit bewusstwird. Prüfe alles, was dir einfällt, auch wenn du im ersten Moment niemals eine Beziehung zwischen diesem Ereignis/dieser Erfahrung und deiner Krankheit herstellen würdest.

2. Was genau macht die Krankheit mit dir?

Jetzt erkennst du so genau wie möglich, was die Krankheit mit dir macht. Es geht in diesem Schritt nicht um abstrakte Analysen, sondern um ganz simple Beschreibungen, wie z.B. du kannst jetzt nicht mehr laufen, oder nicht mehr geradestehen, oder bestimmte Nahrungsmittel nicht essen, nicht mehr hören, schmecken, hinschauen... Frage dich jetzt folgende Fragen:

- *Woran genau hindert mich die Krankheit?*
- *Welches Organ ist genau betroffen?*
- *Wozu zwingt mich die Krankheit (z.B. Dinge zu tun, die ich sonst nicht tun würde)?*
- *Was muss ich vielleicht vermeiden (z.B. Allergie)?*

3. Was genau gibt dir die Krankheit?

Jede Krankheit hat – wenn wir genau hinschauen und ehrlich sind – einen positiven Nebeneffekt. Selbst die tödlichste Krankheit hat noch den Effekt, durch den Tod aus einem Konflikt auszusteigen und eine deprimierende Lebenssituation zu beenden. Deine Krankheit ist also in einer Hinsicht immer auch ein Weg, dir etwas zukommen zu lassen, was du meinst, auf anderem Wege nicht zu bekommen (z.B. Ruhe, Entspannung, Zuwendung durch andere, Aufmerksamkeit, eine Ausrede, nicht mehr so weiter machen zu müssen etc.) Frage dich folgende Fragen:

- *Was genau ermöglicht mir die Krankheit?*
- *Welches unbewusste Bedürfnis erfülle ich mir auf dem Umweg meiner Krankheit?*
- *Inwiefern entspricht das, was ich jetzt nicht mehr machen kann, genau meinem Bedürfnis (z.B. ich kann*

114

nicht mehr hören, weil mir die anderen auf den Geist
gehen mit ihrem Gelaber ..., muss liegen: kann endlich
mal ausruhen und aussteigen ...)?

- *Warum glaube ich, mir dieses Bedürfnis nur über diese*
  Krankheit erfüllen zu können? Prüfe deine
  Glaubenssätze!

4. Was genau ist dein wirkliches Problem?

In dieser entscheidenden Phase deiner ehrlichen Analyse kannst du anhand deines Krankheitsbildes dein wirkliches, noch unbewusstes Problem erkennen, welches die energetische Ursache deiner Krankheit ist. Je klarer und genauer du dein eigenes Problem erkennst, desto besser heilt dein Körper. Keine Tabus! Absolute Ehrlichkeit ist jetzt besonders gefragt.

Den Einstieg findest du über die BEDEUTUNG des erkrankten Organs. Nachdem du erkannt und akzeptiert hast, wofür das Organ/die Krankheit unbewusst steht, gehst du deinem wirklichen Problem auf den Grund. **Das Problem solltest du klar und deutlich beschreiben**, z.B. Nussallergie: ich habe ein Problem mit der männlichen Sexualität. Oder Durchfall: ich habe Angst. Oder Knieprobleme: Ich möchte nicht nachgeben, fühle mich vielleicht gedemütigt....

Die Energie in deinem Problem sind *Gefühle!* Richte dich darauf ein, einige der folgenden Gefühle zu finden und bewusst zu erfahren:

- **Schuldgefühle.** Merke: Auf unbewusste Schuldgefühle folgen *immer* Selbstbestrafungen!
- **Gefühle des Versagens**
- **Schamgefühle** (vor allem für Schuld und Versagen)
- **Aggressionen**: Hass, Wut, Groll, Zorn, Rachegefühle!
- **Opfergefühle** – auch sie erzeugen unbewusst immer

Aggressionen!

- **Ängste** - z.B. Verlustängste; Existenzangst; Versagensängste; Angst, verlassen zu werden; Angst vor Einsamkeit, vor Hingabe, vor Veränderung....usw.
- **Blockaden**: Sturheit, Perfektionismus, Ehrgeiz, Weigerungen (z.B. erwachsen zu werden) und emotionale Widerstände gegen Entwicklung, Ehrlichkeit und Klarheit.
- **Negative Glaubenssätze über dich selbst**: hinter jeder – wirklich jeder – Krankheit und den auslösenden Problemen und verdrängten Gefühlen stehen negative Glaubenssätze über dich selbst. Du glaubst irgendeinen negativen Schrott über dich selbst, wie z.B. „ich bin schlecht, nicht liebenswert, schwach, ich bin ein Versager/Versagerin, ich bin schuldig, ich habe Strafe verdient, das Leben ist schlecht und ungerecht; ich kriege es immer ab; niemand liebt mich; ich bin ein Verlierer, ich sollte besser nicht da sein...usw."

Heilung geschieht also dadurch, dass dein Körper von der Last dieser emotionalen Energien entlastet wird, indem diese Gefühle in dein Bewusstsein hochsteigen und dort bewusst erfahren werden dürfen.

5. Welche Entscheidungen und Veränderungen sind nötig, um gesund zu werden?

Du hast jetzt dein wirkliches Problem herausgefunden, was die Ursache deiner körperlichen Krankheit ist.

Erster Schritt:
Jetzt müssen die verdrängten Gefühle in dein Bewusstsein fließen dürfen. Es reicht nicht, rein intellektuell das Problem zu erkennen. Dadurch erschaffst du noch keine Heilung. Denn die Energie, mit der du deinen Körper krankgemacht hast, ist die der Gefühle, die du bisher nicht fühlen wolltest. Die verdrängten Gefühle müssen bewusst wahrgenommen werden, damit sie endlich abfließen dürfen. Du musst deine Angst, Wut, Hilflosigkeit, Enttäuschung, Trauer usw. bewusst fühlen. Das ist unangenehm, deshalb werden wir ja krank, weil es uns leichter erscheint, die Krankheit zu ertragen als diese unangenehmen Gefühle zu fühlen. In dieser Phase ist es oft sinnvoll, dir Hilfe zu holen z.B. durch einen guten Psychotherapeuten oder Seelsorger oder Freund. Stelle dich deinen verdrängten Gefühlen!

Zweiter Schritt:
Veränderung steht an. Abhängig von deinem Problem fällt die Veränderung kleiner oder größer aus. **Ohne Veränderung aber keine Heilung.** Sehr viele Menschen sterben deshalb lieber als sich und ihre Situation zu verändern. Die Angst vor Veränderung ist enorm und eine der massivsten Ursachen für Verdrängung.
In jedem Fall – wirklich in jedem, ohne Ausnahme – wirst du deine Glaubenssätze (deine inneren Einstellungen und Überzeugungen) verändern müssen, deine negativen Gedanken über dich selbst, dein Umfeld, das Leben… Du hast zu lange in

einer Situation ausgeharrt, die so nicht gut für dich war/ist. Deine Krankheit ist ein Ruf zur Veränderung – für das Leben, für die Heilung. Manche Krankheiten verlangen von dir wirklich große Veränderungen wie z.B. deine Arbeitsstelle aufzugeben, eine Partnerschaft zu beenden, dich von Menschen zu trennen, denen du sehr verbunden bist, umzuziehen usw.

Spätestens jetzt, wo du die Klarheit über dein wirkliches Problem hast, deine verdrängten negativen Gefühle in dein Bewusstsein fließen dürfen und du die klare Entscheidung zur positiven Veränderung getroffen hast, spürst du bereits die ersten Heilungserfolge in deinem Körper. Versprochen!

Merke: <u>In jedem Fall sind Entscheidungen nötig</u>. Bei Krankheiten, die dein Leben bedrohen, ist immer auch die Entscheidung notwendig, dich noch einmal neu für dein Leben zu entscheiden. Diese Entscheidung muss bis in dein Unbewusstes wirken und emotional untermauert sein. Reine Kopfentscheidungen reichen zur Heilung nicht aus.

6. Ehrlichkeit anstatt Kampf gegen die Krankheit!

Immer wieder höre ich Menschen davon reden, dass sie *„gegen ihre Krankheit kämpfen"*. Das bedeutet, alle Energie in die Verdrängung zu stecken. Die Krankheit ist doch kein Feind, den wir zu bekämpfen haben! Sie ist ein Teil von uns, Ausdruck eines drängenden Problems, das von unserem Bewusstsein wahrgenommen und angenommen werden will. Der Kampf gegen die Krankheit ist ein Kampf gegen sich selbst. Du solltest deine Energie lieber in das Leben, in die Klärung und Heilung stecken. Immer, wenn wir ‚*gegen*' etwas kämpfen, stärken wir das, wogegen wir ankämpfen.
Ich empfehle dir, aufzuhören, gegen deine Krankheit

anzukämpfen und damit deine Verdrängung mit all deiner Energie aufrecht zu erhalten.

Ehrlichkeit ist angesagt: Höre auf dich selbst! Höre dir selbst zu, höre auch auf die Worte, die du sprichst. Höre der Krankheit zu, lerne die Sprache deines Körpers.

Heilung und Schuld

In vielen Fällen wird der Preis für deine körperliche Heilung sein, dass du Entscheidungen treffen musst, die dich in deinem Wertesystem „schuldig" werden lassen. Je stärker und bedrohlicher die Krankheit desto dringender wird der Ruf nach Veränderung sein. Du bist krank, weil du **Angst vor Veränderung** hast. Diese Angst hat viele Aspekte, einer ist oft die *Schuld*. Du willst nicht schuldig werden an anderen, indem du sie verlässt, ihnen deine Wahrheit zumutest und sie vor die Konsequenzen deiner Veränderungen stellst.

Um gesund zu werden, müssen wir oft gegen die Erwartungen anderer Menschen verstoßen, die uns sehr nahestehen, wie unsere Eltern, Partner, Kinder, Freunde, Kollegen und Chefs. Wir müssen auch oft gegen die Bewertungen anderer Menschen handeln und in deren Augen als „schlecht", „egoistisch" oder vielleicht sogar „böse", gelten, um gesund zu werden. Und wir müssen vor allem oft gegen unsere eigenen Moral- und Wertvorstellungen verstoßen und uns damit schlecht fühlen.

Das Leben selbst verlangt von uns, schuldig zu werden. Es gibt kein Leben in Unschuld, weil Schuld eine Grundgegebenheit, eine Notwendigkeit des Lebens selbst ist. Mache dir bewusst: du hast nur die Wahl, an wem du schuldig wirst. Wenn du nicht an anderen schuldig werden willst, dann wirst du an dir selbst schuldig. Krankheit ist ja bereits ein körperlicher Ausdruck eines bestehenden Ungleichgewichtes in dir selbst. Bei vielen, vor allem schweren Krankheiten, ist es unbedingt notwendig, zum Teil große Veränderungen vorzunehmen, wie z.B. die eigene Familie zu verlassen, umzuziehen, einen neuen Beruf zu ergreifen, falsche Freunde loszulassen, gegen die Erwartungen der Eltern bewusst zu verstoßen und andere Menschen zu enttäuschen oder aber bestehende Konflikte offen zu legen und dann damit bei anderen Unwohlsein, Wut, Hass, Enttäuschung, Unverständnis und ähnliche Gefühle auszulösen.

Um Heilung zu ermöglichen, solltest du dich unbedingt von einem zu moralischen Verständnis von Schuld lösen. Versuche einmal, Schuld mehr philosophisch oder spirituell als ein notwendiges „Gleitmittel" bzw. als einen „Katalysator" zur Verstrickung ins Leben zu betrachten. Über das Schuldgefühl verstricken wir uns mit dem Leben selbst, wir gleiten tiefer hinein. Die damit verbundenen Konflikte dienen unserer Selbsterkenntnis und der Vertiefung unseres Lernens. Der Versuch, auf Schuld zu verzichten ist identisch mit dem Versuch, das Leben selbst zu vermeiden.

Ich gebe dir **eine unmoralische Definition für Schuld:** *Ursache eines Ungleichgewichtes sein.* Wir können niemals, wirklich niemals, immer alles im Gleichgewicht halten. Deshalb müssen wir schuldig werden. Also akzeptiere das. Wenn du krank bist, hast du schon dich selbst aus dem Gleichgewicht gebracht. Für deine Heilung musst du oft andere Menschen aus ihrem (oft nur scheinbaren) Gleichgewicht bringen. Nicht, weil du das willst, sondern weil deine nötige Veränderung ein solches Ungleichgewicht in deinem Beziehungsgeflecht auslösen kann. Wenn du vermeidest, schuldig zu werden und dich schuldig zu fühlen, wirst du noch kränker. Mache dir deine Angst, schuldig zu werden, bewusst und lass sie zu. Fühle sie, nimm sie an. Sie gehört zu deinem Heilungsprozess. Aber gibt ihr nicht nach! Halte nicht Entscheidungen, die für deine Heilung notwendig sind, aufgrund deines Schuldgefühls zurück. Entscheide! Handle! Akzeptiere deine Schuldgefühle.

Ein gesellschaftlicher Aspekt von Krankheit

Das Auftreten von Krankheiten hängt auch von kollektiven, also gesellschaftlichen Faktoren ab. Unsere Art zu leben, unser Weltbild, unsere gelebte und geglaubte Wertestruktur – das alles sind wesentliche Faktoren für die Ausbreitung von Krankheiten. In unserer westlichen Gesellschaft fallen mir Krankheiten wie Krebs, Allergien, Burnout, Schlag-Anfall, Herzinfarkt ebenso ein wie ADHS. Alle diese erwähnten Krankheiten halte ich für gesellschaftlich bedingt. Auch wenn es den allermeisten Menschen schwerfällt, sich das einzugestehen:
Die Art, wie wir leben, macht uns krank. Der tiefsitzende Materialismus, die Gier nach immer mehr Dingen und nach immer mehr Anerkennung, nach Status und gesellschaftlich definiertem Erfolg, sind tiefsitzende Krankheitsgründe. Unterbewusst befinden sich die allermeisten Menschen in unserer westlichen Gesellschaft permanent in einem Wettkampf mit und gegen jeden, auch gegen sich selbst (z.B. Thema: alt werden); damit in einem ebenso permanenten Vergleichen und somit in einer Spirale von Negativität, in der jeder irgendwann zum Verlierer wird.
Den gemeinsamen krankhaften Kern aller dieser Phänomene sehe ich in einer Verdünnung von Bindung und schließlich in einer Schwächung und Zersetzung von Bindungsfähigkeit überhaupt.

Letztlich ist es wirkliche Bindung, die uns heilt und die wir als Liebe, Zuwendung, Vertrauen und Hingabe erleben.

Mir ist es wichtig, dich, liebe Leserin, lieber Leser, am Ende meines Buches auf diesen gesellschaftlichen Aspekt hinzuweisen. Auf Dauer wird es nicht ausreichen, dass wir uns individuell um Klärung und Heilung bemühen. In einer kranken Gesellschaft kann auch der Einzelne nicht mehr gesunden. Die Heilung des Einzelnen zielt letztlich auf die Heilung des Ganzen. Damit hat auch deine Heilung einen revolutionären, die Gesellschaft positiv verändernden Aspekt.
Das wirst du allein daran merken, dass es dir immer weniger möglich sein wird, im krankmachenden Hamsterrad unserer westlichen Kultur mitzulaufen, je intensiver du die Ehrlichkeit dir selbst gegenüber einübst und lebst.
Je tiefer du die Ursachen deiner eigenen und der Krankheiten der Menschen in deinem Leben erkennst, desto klarer wird dir die Notwendigkeit, die Art und Weise zu ändern, wie wir leben.
Mit anderen Worten:
Heilung bedeutet, gegen den gesellschaftlichen Mainstream zu schwimmen.
Dafür wünsche ich dir viel Kraft, Klarheit und Entschlossenheit.

Die göttliche Stimme

An dieser Stelle gebe ich der göttlichen Stimme das Wort, die aus dem Buch „Ein Kurs in Wundern" seit vielen Jahren zu uns spricht. Das folgende Zitat ist diesem Buch entnommen, dort dem „Handbuch für Lehrer":

„Heilung muss genau in dem Verhältnis geschehen, in welchem die Wertlosigkeit der Krankheit begriffen wird. Jemand braucht nur zu sagen: ‚Darin liegt überhaupt kein Gewinn‘, und er ist geheilt. Aber um dies zu sagen, muss man zuerst gewisse Tatsachen begreifen. Erstens ist es offensichtlich, dass Entscheidungen vom Geist sind, nicht vom Körper. … Der Widerstand gegen diese Einsicht ist gewaltig, weil die Existenz der Welt, wie du sie wahrnimmst, davon abhängt, dass der Körper derjenige ist, der die Entscheidung trifft. Begriffe wie ‚Instinkt‘, ‚Reflexe‘ und Ähnliches stellen Versuche dar, den Körper mit nichtgeistigen Antriebskräften auszustatten. …
Krankheit als eine Entscheidung des Geistes zu akzeptieren … ist die Grundlage der Heilung. Ein Patient entscheidet sich, dass dies so ist, und er ist geheilt. Wenn er sich gegen die Gesundung entscheidet, wird er nicht geheilt. Wer ist der Arzt? Nur der Geist des Patienten selbst.
Was ist das einzige Erfordernis für diesen Wechsel der Wahrnehmung? Es ist einfach dies: die Einsicht, dass Krankheit vom Geist ist und mit dem Körper nichts zu tun hat. Was ‚kostet‘ diese Einsicht? Sie kostet die ganze Welt, die du siehst, denn die Welt wird nie wieder so erscheinen, als beherrsche sie den Geist. Denn mit dieser Einsicht wird die Verantwortung dem gegeben, wo sie hingehört, nicht der Welt, sondern ihm, der auf die Welt schaut und sie sieht, wie sie nicht ist.

… Doch um diese Befreiung anzunehmen, muss die Belanglosigkeit des Körpers eine annehmbare Idee sein"[2]

Ausklang

Krankheit entsteht in uns durch Tabus. Wir haben Angst, uns ein Problem, bestimmte Gefühle und Konflikte bewusst zu machen. Das ist normal. Diese Ängste und damit die Verdrängung gehören zu unserer menschlichen Existenz.
Ehrlichkeit sich selbst gegenüber ist eine schwierige Angelegenheit. Viel leichter fällt uns da die Kritik, die immer eine negative Bewertung enthält. Sich selbst zu kritisieren und damit abzuwerten, fällt allen Menschen leicht, auch wenn das oft unbewusst geschieht.
Ehrlichkeit zu erschaffen gelingt nur auf dem Hintergrund der eigenen Annahme. Wenn du also mit den hier vorgelegten Informationen erfolgreich arbeiten möchtest, solltest du als erstes daran arbeiten, dich selbst anzunehmen, so wie du bist, mit all deinen Gefühlen, Problemen und Konflikten. Selbstannahme ist die Bedingung dafür, dass du gesundwerden kannst. Um diese heilsame Selbstannahme zu erschaffen, solltest du dich von deinen alten Bewertungen von *„richtig"* und *„falsch"* verabschieden. Durch deine Eltern und andere Autoritätspersonen hast du tief in deinem Unterbewusstsein gelernt, dich und andere zu bewerten. Mache dir diese Bewertungen bewusst und lass sie langsam von dir weggehen.
Ich gebe dir für *„richtig"* und *„falsch"* andere Kriterien:
Nimm stattdessen „gut" und „schlecht" und definiere beides folgendermaßen:
„gut" ist alles, was dem Leben, der Lebendigkeit und dem

---

[2] Ein Kurs in Wundern/Handbuch für Lehrer. 14. Aufl. 20219, S.17 f.

Wachstum dient.

„Schlecht" ist alles, was Leben, Lebendigkeit und Wachstum behindert oder sogar direkt dagegenwirkt. In diesem Wertesystem ist Krankheit „gut", weil sie dir hilft, deine Lebendigkeit zu vertiefen, indem du Blockaden erkennst und überwindest. Überhaupt wird dieses Erkennen immer tiefer und umfänglicher. Alles, was du erkennst, ist „gut", weil es deinem Leben, deiner Lebendigkeit und deinem Wachstum dient. Alles, was dich in diesem Erkennen unterstützt, ist ebenfalls gut. Du selbst bist gut, weil du da bist, weil du lebst, weil du geschaffen wurdest zum Leben, zum Wachstum, zum Erkennen.

Wenn du öfter in dieses Büchlein schaust und mit dir selbst arbeitest, wirst du irgendwann feststellen, dass es nur **ein** wirklich großes und tiefliegendes Grundproblem aller Menschen gibt: Den **Mangel an Selbstwert**.

An diesem Selbstwertmangel entzünden sich alle weiteren Probleme und Konflikte, die wir mit uns und dem Leben haben. Auch die Krankheit gründet in diesem Grundproblem.

Die verdrängten Probleme, Konflikte und Gefühle, die jeder Krankheit zugrunde liegen, dienen uns dazu, uns in unserem schlechten Selbstwertgefühl zu bestätigen – das ist der wirkliche Grund für die Verdrängung. Wir glauben, dass wir schlecht, nicht gut genug, blöd oder unzureichend wären, wenn wir diese Gefühle zuließen. Doch das ist alles Quatsch.

Das sind nur negative Gedanken, die wir als Kinder angenommen haben. Diesen Gedanken entspricht keine Realität, außer jene, die wir selbst erschaffen.

Mache dir bitte bewusst, dass wir Menschen uns unseren Wert nicht selbst gegeben haben und nicht selbst geben können. Unser Wert ist mit unserer Existenz gegeben. Er kommt von unserem Schöpfer – und nur von ihm. Selbst unsere Eltern können uns weder Wert geben noch nehmen. Dennoch prägen ihre Gefühle uns gegenüber unser **Selbstwert***gefühl*. Denke daran: es sind nur Gefühle, denen keine Realität entspricht. Du bist wertvoll - vollkommen unabhängig davon, was du tust oder getan hast. Unser Wert hängt nicht von unseren Taten ab. Er hängt noch nicht einmal von unseren Gedanken und Gefühlen ab. Unser Wert ist eine feststehende, *objektive* Größe. Ich benutze dieses Wort „*objektiv*" sonst niemals, weil wir Menschen nicht objektiv sind und niemals sein können. Doch dieser Wert, der uns mit der Existenz gegeben wurde, ist eben nicht menschlich, sondern heilig und göttlich, deshalb benutze ich ausnahmsweise dafür dieses sonst unzutreffende Wort.

Mit diesem Hinweis auf deinen unumstößlichen Wert als Wesen dieses Universums, geschaffen von einer Macht, die alle unsere Vorstellungen total übersteigt, gegründet in einer Liebe, die alle Empfindungen, die wir kennen, unendlich übertrifft – verabschiede ich mich von dir. Ich hoffe, ich konnte und kann dich mit dem Wissen, das ich hier mit dir geteilt habe, in deiner Heilung und in deinem Wachstum unterstützen. Alles wird gut. Auch wenn manches eine Weile dauert. Vertraue!

Anhang

Persönlichkeitsentwicklung, Krisen und Gesundheit

Dass unser physischer Körper einem natürlichen Entwicklungs-Rhythmus unterliegt, ist für uns eine Selbstverständlichkeit und eine ständige Erfahrung. Die Biologie hat herausgefunden, dass sich alle unsere Zellen im Körper alle 7 Jahre einmal komplett austauschen.

Einen solchen natürlichen Entwicklungs-Rhythmus gibt es auch für unsere Seele. Persönlichkeits-Entwicklung ist also kein Prozess, den wir künstliche machen müssen, wie das heute offenbar viele Menschen meinen. Wie unseren körperlichen Zellen so wohnt auch unserer Seele ein 7-jähriger Entwicklungs-Rhythmus inne. Leider blockieren viele Zeitgenossen diesen Seelenrhythmus aus Angst vor Konflikten und den damit verbundenen Konsequenzen. Denn jeder Entwicklungsschub ist mit Konflikten und daraus folgend mit einer Krise verbunden, die sich zumeist auch körperlich niederschlägt. Die Konflikte sind gleichsam die Katalysatoren für unsere Persönlichkeitsentwicklung.

Selbst unsere moderne Zeit hat noch ein Rest-Bewusstsein für den 7-Jahres-Rhythmus unserer Persönlichkeitsentwicklung, indem uns für die ersten 3 Entwicklungsschübe Übergangs-Rituale zur Verfügung stehen: im 7.Lebensjahr werden wir eingeschult, womit unsere unbeschwerte Kindheit zu Ende geht und wir ein Teil der Gesellschaft werden. Die Einschulung ist das erste große Ritual. Mit 14 werden wir in den Kreis der Erwachsenen aufgenommen, erhalten unseren ersten Personalausweis. Die für diesen Schritt bereitstehenden Rituale sind Konfirmation, Firmung, Jugendweihe etc. Erst mit 21 Jahren werden wir vollständig erwachsen – und hierfür gibt es in unserer Kultur kein Ritual mehr.

Die größte Krise in unseren ersten 7 Lebensjahren ist die Trotzzeit. Sie erwischt uns als ein Naturereignis der Seele. Wir geraten zum ersten Mal heftig mit den Eltern in Konflikt, um unseren eigenen Willen und damit die Anfänge unserer Identität zu entdecken. In diese Jahre des Ankommens im neuen Leben fallen auch die meisten Kinderkrankheiten. Sie sind Ausdruck der inneren Spannungen und Konflikte, die in uns toben. Die tiefste und prägendste Lektion in dieser Zeit ist die Erkenntnis, dass wir nicht einfach um unserer selbst willen geliebt werden, sondern nur, wenn wir uns anpassen. Sozialisation ist Anpassung an die vorgegeben Werte und Normen. Die mit dieser Grunderfahrung verbundenen Frustrationen und Entwicklungsschübe zeigen sich auf der Körperebene als eine Reihe typischer Kinderkrankheiten. Die Kinderkrankheiten sind ein Ausdruck der seelischen Kämpfe dieser ersten Lebensphase. Wie auf der Zellebene die Kinderkrankheiten uns gegen Angriffe von Viren, Bazillen und ähnlichem immun machen, so wird auch unsere Seele gestärkt. Einige Kleinkinder entscheiden sich unbewusst in den ersten beiden Jahren auch, wieder zu gehen (plötzlicher Kindstod) und verweigern diese seelische Basisarbeit des Ankommens.

Für die allermeisten Kinder sind diese ersten Jahre sehr schwer, weil mit einer Reihe von grundlegenden Frustrationen und seelischen Verletzungen verbunden. Deshalb spalten wir in dieser Lebensphase Gefühle ab, die uns unerträglich erscheinen. Diese Gefühle der Verletzung, des Mangels, der Trauer, des Verlorenseins, der Einsamkeit, Sinnlosigkeit etc. werden abgekapselt und gleichsam wie in ein seelischen „Tiefkühler" verpackt. Dort lagern sie unverändert, bis unsere bewusste Kraft im Alter schwindet und mit ihr auch die Fähigkeit zur Verdrängung abnimmt. Ab ca. 50 steigen diese abgespaltenen, verdrängten und abgekapselten Gefühle wieder in unser Bewusstsein und es steht für viele von uns die schwierigste Krise an. Ein schönes Beispiel dafür ist auf der Körperebene die Gürtelrose (siehe oben dort). Diese Krankheit, die zumeist ältere Menschen erschaffen, basiert auf den Viren der Windpocken, die wir in der Kindheit durchlaufen. Die Windpocken sind ein symbolischer Ausdruck der Ablehnung, des Widerstandes und der Wut gegen die uns umgebende Lebensumstände und Situationen, die uns an die Nerven gehen. Die entzündeten Haut-Nerven sind dafür der körperliche Ausdruck. Als Kinder überstehen wir in der Regel problemlos den Ausbruch der Windpocken, doch das zugrunde liegende Problem bleibt in unserem Leben bestehen und zeigt sich im Alter dann manchmal als Gürtelrose.

Die Lebensjahre 7 – 14 bereiten uns auf die nächste große Entwicklungskrise vor: die Pubertät. Je näher wir der 14 kommen, desto schlimmer und grundsätzlicher werden unsere Konflikte und mit ihnen unsere Krise. Unser Bewusstsein ist jetzt ausgereift. Wir sehen uns selbst, vor allem aber unsere Eltern und die uns prägende Gesellschaft mit anderen, sehr kritischen Augen. Auch jetzt vollziehen sich seelische und körperliche Entwicklungen gleichzeitig. Revolutionäres geschieht mit unserem Körper: uns wachsen Schamhaare, wir bekommen Pickel (siehe dort), den Mädchen wachsen Brüste und sie bekommen ihre erste Regelblutung. Jungs erleben in dieser Zeit ihren ersten unwillkürlichen Samenerguss. Die Hormone spielen verrückt, der Körper ist total durcheinander, so auch unsere Seele. Viele Jugendliche fliehen heutzutage in ihrer Krise zu Drogen und Alkohol. Eine typische Krankheit in der Zeit zwischen 14 und 21 ist bei Mädchen die Magersucht, aber auch die Depression.

In der Regel endet diese konfliktreiche und kritische Phase mit einer weiteren Anpassungsleistung. Mit 21 haben die meisten Menschen akzeptiert, dass es für sie kein anderes

Lebensmodell als jenes im von den Eltern und der Gesellschaft vorgegebenen Rahmen gibt. Mit 21 haben wir eine Berufsausbildung hinter uns oder ein Studium begonnen. Wir sind bereit, ein Teil des vorgegebenen Systems zu werden, auch wenn es uns manchmal sehr schwerfällt.

So gibt es in unserem menschlichen Leben nach meinem Wissen 7 große grundsätzliche Herausforderungen und Entwicklungsschübe unserer Persönlichkeit, die auf der Körperebene von unten nach oben jeweils durch die großen Gelenke gekennzeichnet sind (siehe oben S. 33).Unser linkes Bein steht symbolisch für die ersten 14 Jahre in der Beziehung zu unserer Mutter, das rechte Bein für die ersten 14 Jahren in der Beziehung zu unserem Vater. Bis zum Knie sind es von der Fußsohle aus gesehen 7 Jahre. Mit 14 werden wir erst ein eigener Mensch, dort befindet sich auf der Körperebene unser Hüftgelenk und mit ihm beginnt unser Rumpf. Die Entwicklung unserer Persönlichkeit symbolisiert sich auf der Körperebene von unten nach oben. Deshalb beginnt symbolisch unsere eigene Persönlichkeit erst mit dem Rumpf und den Geschlechtsorganen, wo mit 14 auch die meisten Veränderungen stattfinden.

Unsere Persönlichkeitsentwicklung ist von 4 Grundfragen des Lebens geleitet, die zeitlich in einem natürlichen Rhythmus in unser Bewusstsein treten.

Die erste Grundfrage des Lebens lautet:

WAS SOLL ICH?
Lebensjahre 0 – 35

Von unserer Geburt an bis ca. zum 35. Lebensjahr folgen wir allein dieser einen Grundfrage: *Was soll ich?* Wir verinnerlichen in den ersten 7 Lebensjahren die bewussten und noch viel tiefer die unbewussten Erwartungen und Wünsche unserer Eltern an uns. Unsere gesamte Persönlichkeitsentwicklung folgt dieser einen Frage: *Was wollt ihr von mir, damit ich ein Lebensrecht habe, damit ich angenommen, anerkannt und akzeptiert bin?*

In den ersten 7 Jahren sind es unsere Eltern und die Familie (Großeltern, Ahnen), denen diese Frage gilt. Dann kommen Schule, Ausbildung und Gesellschaft hinzu. Das Streben nach „Karriere" ist letztlich nichts anderes als jenes nach Anerkennung. Wir beweisen jetzt – längst unbewusst – Mutti, Vati und uns selbst und allen anderen, dass wir es „schaffen", dass aus uns „etwas wird" und wir in der Lage sind, die Erwartungen und Wünsche der Eltern und der Gesellschaft zu erfüllen.

Im letzten sieben-Jahres-Rhythmus dieser großen Zeitspanne, also von 28 – 35, reagiert der Körper bei Männern oft mit einsetzendem Haarausfall (siehe dort) und bei Frauen mit dem Nachlassen ihrer Sehkraft (Brille). Spätestens im Endstadium des Studiums oder aber nach der Geburt des ersten Kindes, welches oft als Karriereknick unbewusst erlebt wird, werden die Augen schlechter (siehe oben unter Augen).

Die zweite Grundfrage unseres Lebens lautet:

WAS WILL ICH?
Lebensjahre ca. 35 – 42

Bis zu diesem Lebensalter sind wir den Vorgaben, Werten, Normen, Wünschen und Erwartungen unserer Eltern und der Gesellschaft gefolgt; haben uns ein- und untergeordnet, Karriere gemacht oder es wenigstens versucht, und unseren Stand in der Gesellschaft erarbeitet. Oft haben wir bereits Kinder gezeugt und die Herausforderungen der Elternschaft erfahren. Und jetzt – so spät im Leben – kommen diese merkwürdigen und verunsichernden Fragen in unser Bewusstsein: *„Ist es wirklich das, was ich will? Oder bin ich nicht bisher nur dem gefolgt, was ich glaubte zu wollen, weil meine Eltern und die Gesellschaft mir die Ziele und Werte vorgelebt und eingetrichtert hatten…?*

Erste Momente des Zweifels an dem, was wir betreiben und wonach wir streben, beschleichen uns. Was will ich wirklich? Wo will ich hin mit meinem Leben? Das ist die leitende Frage dieser Jahre unserer Persönlichkeitsentwicklung. Will ich wirklich diese Ehe, diesen Mann, diese Frau? Will ich wirklich in diesem Beruf bis zur Rente weiterarbeiten? Wollte ich nicht früher einmal etwas ganz anderes machen? Warum habe ich es damals eigentlich nicht verwirklicht…?

Diese große Frage: Was will ich wirklich? Zieht sich wie ein roter, vielleicht noch unterbewusster Faden durch die Lebensjahre 35 – 42. Zugleich ist meist eine tiefsitzende Angst vor der Auseinander-setzung mit dieser Frage verbunden, weil die Konsequenzen der Antwort oft das ganze bisherige Leben durcheinanderbringen würde.

Es ist letztlich die Angst vor den Konflikten mit Eltern, Partnern, Freunden und der Gesellschaft. Deshalb wird diese

Frage sehr oft verdrängt, was in dieser Lebensphase zu ersten ernsthaften Krankheiten führen kann. In diesen wichtigen Jahren zeigt sich zum ersten Mal bei fast allen Menschen, dass es um den Mut geht, die natürlichen Entwicklungsstufen unserer Persönlichkeit zuzulassen und nicht zu unterdrücken und zu verdrängen. Deshalb gilt diese Lebensspanne als der Beginn der sogenannten „mittleren Lebenskrise". Die Angst ist gewaltig, herauszufinden, dass vielleicht alles oder doch sehr viel, von dem, was ich bisher gemacht habe, nicht dem entspricht, was ich wirklich wollte und will. Das Leben der meisten Menschen war bis zu dieser Zeit eine gigantische Anpassungsleistung. Korrekturen im Lebensplan sind mit enormen Konflikten verbunden. Scheidung? Trennung? Neue Arbeit? Was wird aus den Kindern, aus dem gemeinsamen Haus? Was werden meine Eltern dazu sagen und die Leute…?

Die dritte Grundfrage unseres Lebens lautet:

WER BIN ICH?
Lebensjahre ca. 42 – 49

Diese Lebensphase ist sehr kritisch, vor allem dann, wenn wir uns nicht den beiden vorangegangenen Lebensfragen gestellt haben. Denn die Beantwortung der Frage „was will ich?" führt entwicklungsmäßig direkt zu der Frage „wer bin ich?" Spätestens in dieser Zeitspanne bricht die sogenannte mittlere Lebenskrise voll aus. Natürlich dachten wir immer schon zu wissen, wer wir wirklich sind. Immerhin haben wir erfolgreich eine Familie gegründet, sind erfolgreich im Beruf und ein angesehenes Mitglied der Gesellschaft. Und plötzlich dieser Zweifel an uns selbst! Die Vermutung aus der vorangegangenen Lebensphase, dass der größte Teil des bisherigen Lebens Anpassung an die Erwartungen der Eltern und der Gesellschaft war, bestätigt und vertieft sich. Alles

Gelebte steht in diesen Jahren auf dem Prüfstand und wird unsicher. Ganz vorne Ehe und Partnerschaft, dann der Beruf, der Freundeskreis, die Familie, die eigenen Werte und Ziele, denen wir bisher gefolgt sind. Unser Bewusstsein ist gereift, wir durchschauen die Spiele der menschlichen Gesellschaft (wenn wir ehrlich sind) – und sind oft schockiert, vor allem auch über uns selbst. Warum habe ich das alles mitgemacht? Hat es überhaupt Bestand? Konflikte häufen sich. Jetzt ist es ganz besonders wichtig, diese Krise bewusst anzunehmen und zu durchleben. Werden in dieser Lebensphase die Konflikte und die mit ihnen notwendig verbundenen Konflikte verdrängt, kommt es oft zu lebensbedrohlichen Krankheiten wie Herzinfarkt und Krebs. Sehr verbreitet ist das Burnout in dieser Zeit, ebenso wie schwerwiegende psychische Probleme (z.B. Depression).

Das Prinzip funktioniert so:
In jeder der beschriebenen Lebensphasen wächst der natürliche innerseelische Entwicklungs-Druck auf uns, in einen nächsten Entwicklungsschritt mit all den damit verbundenen Konflikten, Krisen und Konsequenzen einzuwilligen. Je stärker unser Widerstand (Verdrängung) gegen die eigene Entwicklung ist, desto dramatischer und letztlich lebensbedrohlicher werden die Konsequenzen, mit denen wir zu rechnen haben.

Diese Konsequenzen kommen nicht von außen, sondern von innen, aus unserem eigenen Urtümlichen (Unbewussten), wo es einen **natürlichen Entwicklungsplan** für unsere Seele und Persönlichkeit gibt, dem wir zu folgen haben als einem **NATUREREIGNIS.**
Es ist vollkommen unsinnig und lebensgefährlich, wenn wir uns gegen die Natur in uns stemmen. Schwere Krankheiten und im schlimmsten Fall der frühe Tod können die Konsequenzen

einer solcher Verweigerung sein.

Die vierte Grundfrage des Lebens lautet:

WAS IST DER SINN DES LEBENS?
(Was kommt nach dem Tod?)
Lebensjahre ca. 49 – Tod

Vorausgesetzt wir haben die Konflikte und Krisen aus den Jahren 42 – 49 angenommen und durchlebt, so spüren wir ab ca. 50, dass unsere Kräfte nachlassen. Nicht nur körperlich, sondern auch seelisch. Die Verdrängung funktioniert nicht mehr so gut. Uralte Gefühlsstimmungen aus unserer Kindheit steigen wieder in unser Bewusstsein. Insgesamt können wir unsere Gefühle nicht mehr wie früher kontrollieren, unterdrücken, steuern, zurückhalten oder verdrängen. Mehr und mehr erleben wir uns geradezu weichlich und vielleicht sogar weinerlich. Die Schnulze im Fernsehen rührt uns zu Tränen, wo wir vor 10 Jahren noch ironisch gelacht hätten. Schicksale andere, uns nahestehenden Menschen, bewegen uns anders. Die emotionale Distanz nimmt ab. Unser ganzes Gefühlsleben dringt unerbittlich und viel schwerer zu kontrollieren als früher in unser Bewusstsein und beeinflusst uns.

In dieser Lebensphase dringen abgespaltene und verdrängte Gefühlsanteile aus unserer frühen Kindheit aus dem Urtümlichen (Unbewussten) in unser Tagesbewusstsein und beginnen, unser Empfinden mehr und mehr zu prägen.

Widerstände gegen diesen Prozess der Konfrontation mit den abgespaltenen und verdrängen Emotionen aus unserer Kindheit führen zumeist in die Demenz (siehe dazu oben) oder in eine tödliche Krankheit wie Krebs, Herzinfarkt und Schlaganfall. Alle Widerstände gegen unsere Entwicklung zeigen sich in dieser letzten Lebensphase direkt und unverzüglich auf der Körperebene als Krankheit. Ebenso alle unsere ungelösten emotionalen Konflikte und Probleme, die sich in chronischen Leiden zeigen. Unser Körper ist ab 50 der Feedback-Geber unserer bisherigen seelischen Entwicklung.

Im günstigsten Fall werden wir heil und ganz. Der Volksmund sagt: „Alte Menschen werden zu Kindern." Ich sage: in einer gelungenen Persönlichkeitsentwicklung werden diese alten, in der frühen Kindheit abgespaltenen Gefühlsanteile, integriert und wir werden reif und emotional vollständig.

Die weltlichen Dinge wie Karriere, Anerkennung und Erfolg bewegen uns jetzt nicht mehr sonderlich bzw. deren Bedeutung nimmt kontinuierlich mit dem Alter ab. Stattdessen werden im weitesten Sinne geistige Themen wichtig. Wir blicken mehr und mehr auf unser Leben zurück und ziehen Bilanz, versuchen, den Sinn in unseren Erfahrungen einzusammeln. Der Körper wird schwächer und der Gedanke an den Tod sollte mehr Raum gewinnen. Was kommt danach? Was ist der Sinn dieses Lebens? Was war und ist meine Aufgabe in diesem Leben? Gibt es einen großen, übergeordneten Sinn? Gibt es Gott und ein Leben nach dem Tod? Die reife Persönlichkeit beginnt zu philosophieren. Das Erfahrungsmaterial aus unserem gelebten Leben wird gesichtet, ausgewertet und als Ergebnis dieses Prozesses erwächst uns Weisheit daraus.

Der Autor:

Klaus Koeppe, Jahrgang 1959, ist Philosoph und arbeitete von 1992 bis 2020 als Lebensberater, Coach, Seminarleiter und Buchautor. Kontakt: klauskoeppe@yahoo.de

Bücher von Klaus Koeppe bei Amazon:

Themenkreis Heilung und Lebenshilfe:

- **Die mentale Hausapotheke.**
  Seelische Ursachen und Bedeutungen von Krankheiten

- **Die Botschaften der Allergien.**
  Seelische Ursachen und Bedeutungen

- **Zeit für heilende Gedanken**.
  Spirituelle Impulse für die Heilung des Geistes

- **Das letzte Drehbuch.**
  Spirituelle Kurzgeschichten zum „Kurs in Wundern"

- **Segen.**
  Gedanken über den Segen und seine Anwendung

- **Gottesgedanken.**
  Gedanken über Gott und die Wirklichkeit

- **Meditationen zum Kurs in Wundern**
  Gedanken zum Mitlernen und Erwachen

- **Themen der Erlösung.**
  Gedanken zum „Kurs in Wundern"

- **Traumwissen.**
  Der Traum – Selbsterkenntnis und Lebenshilfe

- **Die anderen und sich selbst besser verstehen.**
  Menschenkenntnis für den alltäglichen Gebrauch

- **Vorbereitung auf die große Reise – den Tod.**
  Ein Kursbuch

- **Der verlorene Mann.**
  Wege, ihn wiederzufinden

- **Konflikte verstehen und lösen.**
  Ein Mitdenkbuch

- **Stimme des blauen Mannes.**
  Ein indianisches Medizinbuch

- **Die Macht der Symbole in unserem Alltag.**
  Von der Kunst, mit Symbolen zu kommunizieren

- **Märchenstunde für Erwachsene.**
  Was uns die Grimm'schen Volksmärchen wirklich erzählen

Themenkreis Philosophie und Gesellschaft:

- **Minderwertigkeitskomplex und Allmachtwahn.**
  Die psychische Krankheit der westlichen Zivilisation

- **Warum?**
  Eine Hinführung zum philosophischen Denken

- **Was ist Spiritualität?**
  Ein Klärungsversuch

- **Verschwörung!**
  Ein Versuch, den Wahn zu verstehen

Weitere Bücher

- **Der alte Mann im Baum**.
  Gute-Nacht-Geschichten (für Kinder von 3 – 12)

- **Fräulein von Bernburg**. Fantastische
  Kurzgeschichten

www.ingramcontent.com/pod-product-compliance
Lightning Source LLC
Chambersburg PA
CBHW070144290526
45789CB00002B/619